供护理、助产、康复治疗技术、药学、
医药营销、农村医学等专业使用

# 药理学
# 实验指导

主　编　潘徐丰　严　菲　吴　倩

副主编　李茂凯　曹瑞竹　刘玲丽　王仕翠　罗远娇

参　编　姜文敏　夏乙平　李振斌　杨　勇

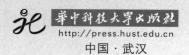

华中科技大学出版社
http://press.hust.edu.cn
中国·武汉

# 内 容 简 介

本书按照药理学各专业的实验教学大纲要求,结合各专业的课程设置特点编写。

全书分为上、下两篇,共十四个章节,包含药理学实验基础知识、常用实验动物的基本知识及操作技术、处方知识、各系统药物常见实验和病例分析及知识点回顾等相关内容。

本书适合于护理、助产、康复治疗技术、药学、医药营销、农村医学等专业学生学习使用。

**图书在版编目(CIP)数据**

药理学实验指导/潘徐丰,严菲,吴倩主编.—武汉:华中科技大学出版社,2017.8(2025.2重印)
ISBN 978-7-5680-3182-0

Ⅰ.①药… Ⅱ.①潘… ②严… ③吴… Ⅲ.①药理学-实验-医学院校-教材 Ⅳ.①R965.2

中国版本图书馆 CIP 数据核字(2017)第 174231 号

**药理学实验指导**　　　　　　　　　　　　　　潘徐丰　严　菲　吴　倩　主编
Yaolixue Shiyan Zhidao

策划编辑:周　琳
责任编辑:汪飒婷
封面设计:原色设计
责任校对:何　欢
责任监印:周治超
出版发行:华中科技大学出版社(中国·武汉)　　　电话:(027)81321913
　　　　　武汉市东湖新技术开发区华工科技园　　　邮编:430223
录　　排:华中科技大学惠友文印中心
印　　刷:武汉开心印印刷有限公司
开　　本:787mm×1092mm　1/16
印　　张:12
字　　数:312千字
版　　次:2025年2月第1版第8次印刷
定　　价:49.80元

# 前　言

　　《药理学实验指导》是按照药理学各专业的实验教学大纲要求，由多年从事药理学理论和实验教学的教师，结合各专业的课程设置特点编写。为适应卫生职业教育的需要，结合药理学实验教学的实际，我们编写了这本教材，希望通过系统的实验训练，巩固并加强学生对药理学基本理论和基本概念的理解，培养学生掌握药理学基本实验操作技能，从而提高学生的动手能力和创新能力，在临床工作中正确运用药理学知识。

　　本教材的编写分上、下两篇，共十四个章节，包含药理学实验基础知识、常用实验动物的基本知识及操作技术、处方知识、各系统药物常见实验和病例分析及知识点回顾等相关内容。

　　本教材在编写过程中，承蒙华中科技大学出版社给予的大力指导和黔西南民族职业技术学院领导对编写本教材给予的大力支持，才得以顺利完成。编写组全体同志在此表示诚挚的感谢。由于编者水平有限，加之时间仓促，书中难免存在不足和错误之处，敬请广大师生和读者提出宝贵意见，以便修订完善。

编　者

# 目　　录

# 上　篇

# 药理学实验基础知识

# 第一章　药理学实验须知

## 第一节　实验室基本规则

### 一、实验室环境及实验人员着装

为营造良好的实践学习环境,应保持实验室肃静、整洁,不得喧哗、打闹,不做任何与实验无关或影响实验的事情。为保持实验的科学性、严谨性和实验人员的安全,进入实验室须穿着整齐的白色工作服,不允许穿背心、短裤、拖鞋,不允许披头散发和过度佩戴首饰。

### 二、实验仪器设备

实验前、后应检查实验仪器、设备,如有故障和损坏应及时向带教老师或实验室管理人员报告,并进行登记和调换;实验中应规范使用实验仪器,切勿违规操作;对贵重、精密仪器,在未熟悉其性能之前,不可擅自调试;未经允许不得私自在电脑上连接 U 盘、移动硬盘、读卡器、手机等。

### 三、实验器材、药品及动物

实验应遵循厉行节约原则,不得随意浪费动物标本、器材、药品和试剂;注意器材的再生利用,如试管、插管、弯盘等,应待实验结束后洗净、消毒再用;实验后应分组整理、清点所用过的实验器材,检查、登记药品、试剂使用情况,如有损坏或缺失要及时报告,违章操作导致损坏者,要进行赔偿;不得私自将实验室的用品或实验动物带出实验室。

### 四、实验室的安全、卫生

实验过程中注意安全,严防触电、火灾、动物咬伤及中毒等事故发生;注意环保,爱护实验动物,实验完毕将存活动物放回指定的笼内,死亡动物和废物应放到指定地点;药品取用应规范,不得污染环境;实验后将器械清洗干净,摆放整齐,做好实验台面和实验室的清洁卫生;切断电源,关闭水电开关和门窗。

# 第二节 药理学实验目的和具体要求

## 一、药理学实验目的

**1. 巩固、加深药理学基本知识和基本理论** 通过药理学实验,验证所学的理论知识,加深对基本理论、基本知识的理解和记忆,培养学生理论联系实际的能力。

**2. 培训药理学实验的基本技术和技能** 通过药理学实验,学习并了解实验设计、实验操作及统计分析的方法与技术,培养和提高学生运用相关知识观察、比较、思考、分析客观事物和解决实际问题的能力。

**3. 培养严谨的科学态度和求真务实的工作作风** 通过药理学实验,使学生了解药理学研究的基本程序和科学途径,激发学生对科学研究与发现的兴趣,培养学生对科学研究的严谨态度、严密的逻辑与思维,培养团结协作和实事求是的工作作风,为将来从事相关工作打好基础。

## 二、药理学实验具体要求

**1. 实验前准备工作**

(1) 实验前要仔细阅读实验指导,预习有关实验内容,了解实验原理、实验方法和步骤,明确实验目的及要求。

(2) 结合实验内容,复习有关解剖、生理、生化、微生物及免疫等方面的理论知识,做到充分理解有关知识。

(3) 了解相关仪器的基本结构、性能以及正确的操作方法。

**2. 实验中的学习与实践**

(1) 带好实验教材和笔记本,认真听老师的讲解,积极思考回答老师的提问,遵从老师的安排。

(2) 实验一般分小组进行,小组成员间要合理分工、密切合作,不得各行其是,推诿扯皮。

(3) 严格按照实验指导上的实验步骤进行操作,实验中应胆大心细,规范操作,准确给药,防止出现差错造成实验失败。

(4) 认真、仔细、全面地观察实验现象,及时、准确、客观地记录实验结果。积极思考,如有疑问,应向指导教师请教,结合所学理论知识独立分析、判断实验结果。

(5) 实验过程中要注意节约药品及实验材料,避免造成浪费。

(6) 实验中如出现意外或自己无法解决的情况,应立即向指导教师报告。

**3. 实验后清理工作**

(1) 将实验所用器材按要求进行清洁、整理和清点后放到指定位置。

(2) 将存活和死亡的动物按要求分别放到指定地点。

(3) 做好实验台面和实验室的清洁卫生。

**4. 实验总结**

(1) 实验结束后,根据实验指导,整理实验记录与结果,进行比较分析、统计处理,总结、理解每个实验步骤和实验结果的意义。

（2）在规定的时间内完成实验报告，交指导教师审阅。

# 第三节　实验结果的记录与整理

## 一、实验结果的记录

原始记录包括实验题目、实验日期、组别、室温等常规项目，以及实验过程中各项实验进行的起止时间和方式，实验观察到的各种变化、现象和结果等。凡属计量资料，均应以规范的单位和数值做定量的表示；凡有描记曲线记录的实验，应在实验中的曲线图上标注说明，包括实验日期、实验题目、实验动物（种类、性别、体重）、实验药品、给药剂量和途径等实验条件；对较长的曲线记录，可选取出现典型变化的区段，剪下后粘贴保存。

**1. 实验标本**　包括动物的种类、来源、体重、性别、编号等。

**2. 实验药物**　包括药物的来源、批号、剂型、浓度、剂量及给药途径等。

**3. 实验环境**　包括实验日期、时间、温度、湿度等。

**4. 实验步骤及方法**　根据实验具体情况做详细记录。

**5. 观察指标**　包括原始记录和相关描述图纸。如功能学实验中所观察的指标，按其性质分类可分为以下三类：

（1）功能性指标：如血压、呼吸、心率、体温及全身状态等。

（2）代谢性指标：如血、尿肌酐，血红蛋白含量，酶的活性，血浆酸碱度等。

（3）形态结构性指标：如根据形态改变，判断心腔扩张和肺水肿是否存在，用染色的方法判断有无心肌梗死及梗死面积的大小等。

## 二、实验结果的整理

**1. 制作图表**　为了将实验结果有重点地表达出来，以便阅读、分析和比较，计量资料（如血压、心率、瞳孔大小、体温变化、生化测定数据和作用时间等）和计数资料（如阳性反应或阴性反应数、死亡或存活数等）均应加以概括、归纳，资料应制成统计表或统计图。

统计表要求布局合理、表格清晰、表头明确、数据准确，表格通常采用三线表，一般将观察项目列在表内上方，由左而右逐项填写。

统计图有曲线图、柱形图、圆形图等，可适当选用。绘图时要列出数据刻度，并标明单位，要有标题及适当的图形注释，一般以纵轴表示反应强度，横轴表示时间或药物剂量，并应在纵轴和横轴上列出数值刻度并表明单位，在图的下方注明实验条件。如果不是连续变化，也可用柱形图表示。对较长的曲线可适当的剪裁、粘贴，但不能漏掉有意义和价值的曲线部分（包括预期结果及非预期结果）。

**2. 统计学处理**　根据图表中的计量资料或计数资料得出简明的数值（如平均数），必要时应做统计学处理，以保证结论的可靠性。根据不同的资料选择相应的统计学方法，以确保数据分析的准确性。

# 第四节　实验报告的书写

实验报告是检验学生对实验的掌握程度以及评价学生实验成绩的重要依据,同时也是规范实验教学管理的重要文件。实验报告的书写是一项重要的基本技能训练,它不仅是对每次实验的总结,更重要的是能够培养和训练学生的逻辑思维、归纳判断、综合分析和文字表达能力,也是科学论文写作的基础。实验报告的书写要求结构完整、条理清晰、文字简练、书写工整,措辞注意专业性、科学性和逻辑性,杜绝互相抄袭、千篇一律的现象。

## 一、实验报告的基本格式

实验报告的基本格式见表 1-1。

表 1-1　实验报告

<br/>

### 实 验 报 告

_____级_____专业　学号:_____　姓名:_____　成绩:_____

题目:_____

一、目的要求

二、材料用具

三、方法内容

四、结论及讨论

## 二、实验报告书写的具体要求

**1. 实验题目** 即实验项目的名称,用最简练的语言反映实验的内容,实验指导中每个实验的题目都应该清楚、明确。

**2. 实验目的** 主要说明通过该实验学习巩固的理论知识和要求达到的技能目标。

**3. 实验方法** 对于实验操作的具体步骤,实验指导虽有详尽的说明,但应根据实验内容简述主要操作步骤,要简明扼要,不要全部照抄实验指导。如果实验仪器或方法有变更时,则应详细记录仪器的名称、型号及主要性能参数和操作注意事项。

**4. 实验结果** 实验结果是实验报告的核心部分。各种数据资料、图像记录和现象的描述必须绝对真实而准确。实验所得数据必要时填入表中,应尽可能进行必要的统计学处理;图形资料应做好标记及剪贴。凡计量资料和计数资料在实验报告中一般只列经过归纳、整理的结果,但原始记录也应保存备查。

**5. 结论** 结论是将实验结果加以概括性总结得出的判断,应与实验目的相对应,也是针对实验所阐明的问题、验证的概念或理论做出的简要总结。结论应做到用词准确、严谨客观、条理清晰、文字简练,既不是重复罗列具体过程,也不是对今后研究的展望,未获充分证据的理论分析不应写入结论。

**6. 讨论** 讨论应联系课堂讲授的理论知识,针对实验中所观察到的现象与结果,进行具体的定性或定量的分析。判断实验结果是否与预期的结果一致,它可以验证什么理论?实验结果有何意义?说明了什么问题?如果属于非预期的异常结果,则应重点分析其可能的原因,不能用已知的理论或生活经验硬套在实验结果上,更不能由于所得到的实验结果与预期的结果或者理论不符而随意取舍甚至修改实验结果。此外,也可以写出本次实验的心得体会,提出需要注意和解决的问题以及具体的改进办法与建议。

(严 菲)

# 第二章　动物实验的基本技术

## 第一节　实验动物的选择、分组及编号

　　动物实验基本技术是进行动物实验时的各种操作技术和实验方法,如动物的捉拿、编号、麻醉、手术、给药、生理和生化指标测定等,掌握动物实验基本操作技术,并在实验中正确应用是保证实验成功的关键步骤。本章主要介绍与药理学相关的动物实验技术。

### 一、实验动物性别的辨别

　　**1. 蟾蜍**　雄性者背部有光泽,前肢的大趾外侧有一直径约 1 mm 的黑色突起——婚垫,捏其背部时会有声响,前肢多半呈曲环钩姿势;雌性者无上述特点。

　　**2. 小白鼠**　雄性者外生殖器与肛门之间的距离长,两者之间有毛生长;雌性者外生殖器与肛门之间的距离短,两者之间无毛,能见到一条纵行的沟(图 2-1),此辨别方式亦适用于大白鼠。

　　**3. 家兔**　根据阴部孔洞形状和距离肛门远近,孔洞呈圆形而略小于肛门,距肛门远者为雄性;孔洞呈扁形、大小与肛门相同,距肛门近者为雌性(图 2-2)。此外,雄性可见阴囊及其内部的睾丸,有突出的外生殖器;雌性无上述特征。

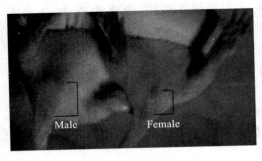

图 2-1　小白鼠的性别特征

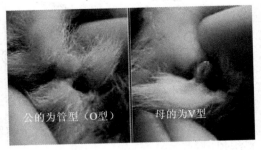

图 2-2　家兔的性别特征

### 二、实验动物的编号

　　为了分组和辨别的方便常需要给实验动物编号。动物实验中,常用的编号标记法有染色法、挂牌法、烙印法等。

## （一）染色法

染色法是用化学药品涂染动物体表一定部位的毛发，以染色部位、染色颜色不同来标记、区分动物的方法。

**1. 常用染色剂**

（1）3％～5％苦味酸溶液，黄色。

（2）0.5％中性红或品红溶液，红色。

（3）20％硝酸银溶液，咖啡色（涂上后需在日光下暴露 10 min）。

（4）煤焦油乙醇溶液，染成黑色。

**2. 染色编号方法**　此法对白色毛皮动物（如兔、大白鼠和小白鼠）都很实用。常用的染色法有：

（1）直接用染色剂在动物被毛上标号码。此法简单，但如果动物太小或号码位数太多，就不能采用此法。

（2）用一种染色剂染动物的不同部位，其惯例是用毛笔或棉签蘸取染色液，在动物体的不同部位涂上斑点，以示不同号码。编号的原则是：先左后右，从上到下。一般把涂在左前腿上的计为 1 号，左侧腹部为 2 号，左后腿为 3 号，头顶部为 4 号，腰背部为 5 号，尾基部为 6 号，右前腿为 7 号，右侧腰部为 8 号，右后腿为 9 号，10 号不染（图 2-3）。

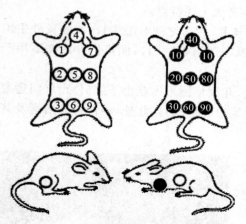

**图 2-3　小白鼠背部编号法**

（3）用多种染色剂染动物的不同部位。若动物编号超过 10 或更大数字时，可使用两种不同颜色的溶液，把一种颜色作为个位数，另一种颜色作为十位数。照"（2）"法染色，配合"（3）"法，这种交互使用可编到 99 号。比如把 0.5％中性红或品红溶液（红色）记为十位数，把 3％～5％苦味酸溶液（黄色）记为个位数，那么左前腿红斑，左侧腹黄斑，则表示是 12 号鼠（图 2-3），余类推。

染色法虽然简单、方便，又不给动物造成损伤和痛苦，但这种标记法对慢性实验不适用。因为时间久后，颜色可自行消退，加之动物之间相互摩擦，动物舔毛，尿、水浸湿以及动物自然换毛、脱毛，容易造成混乱。对于哺乳期的子畜也不适合，因母畜容易咬死子畜或把染料舔掉。

## （二）烙印法（打号法）

打号前用蘸有酒精的棉球擦净耳朵，用耳号钳刺上号码，然后在烙印部位用棉球蘸上溶在食醋里的黑墨水擦抹，烙印前最好对烙印部位预先用酒精消毒。该法适用于耳朵比较大的兔、狗等动物。

## （三）针刺法

用七号或八号针头蘸取少量碳素墨水，在耳部、前后肢以及尾部等处刺入皮下，在受刺部位留下一个黑色标记。该法适用于大白鼠、小白鼠、豚鼠等。在实验动物数量少的情况下,也可用于兔、狗等动物。

### (四) 挂牌法

将编号烙压在金属牌上,挂在动物身上或笼门上以示区别。大动物可将号码烙压在圆形或方形金属牌上(最好用铝或不锈钢的,它可长期使用不生锈),或将号码按实验分组编号烙在颈圈的皮带上,将此颈圈固定在动物颈部。该法适用于狗等大型动物。豚鼠可挂在耳朵上,挂时应注意避开血管,将金属小牌直接穿过耳廓折叠在耳部。

# 第二节　常用实验动物的捉持法和固定法

实验中对实验动物的捉持和固定是保证实验的正常进行必不可少的操作内容,不同的实验动物需采用不同的方法捉持和固定,规范的操作方法是保证实验结果正确的必备条件。

## 一、蟾蜍

捕捉时可持其后肢。操作者以左手食指和中指夹住动物前肢,用左手拇指压住动物脊柱,右手将其下肢拉直,用左手无名指和小指夹住,此法用于毁坏蟾蜍的脑和脊髓。做注射操作时,将蟾蜍背部紧贴手心,实验者左手拇指及食指夹住蟾蜍头及躯干交界处,左手其他三指则握住其躯干及下肢(图2-4)。在捉持蟾蜍时,注意勿挤压两侧耳部突起的耳后腺,以免毒液射到实验人员的眼中引起损伤。

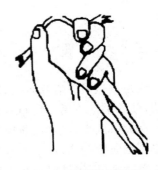

图 2-4　蟾蜍的捉持法

对蟾蜍进行手术或其他复杂操作时,则按实验室需要的体位,用蛙钉或大头针将其四肢钉于蛙板上。

## 二、小白鼠

实验者以右手拇指及食指捉住小白鼠尾巴并提起,放在笼盖(或表面粗糙的物体)上,轻轻向后拉鼠尾,这样小白鼠会四肢紧紧抓住笼面,起到暂时固定的作用。在小白鼠向前挣脱时,用左手拇指和食指沿其背向前抓住其两耳和颈部皮肤,拉直鼠身,以左手中指抵住其背部(图2-5),翻转左手,小白鼠腹部向上。然后以左手无名指、小指固定其躯干下部及尾部,并调整好动物在手中的姿势,右手可进行其他简单实验操作(图2-6)。这类捉持方法多用于灌胃以及肌内、腹腔和皮下注射等。如若进行心脏采血、解剖、外科手术等实验时,就必须要固定小白鼠,使小白鼠呈仰卧位(必要时先进行麻醉),用橡皮筋将小白鼠固定在小白鼠实验板上。如若不麻醉,则将小白鼠放入固定架里,固定好固定架的封口。

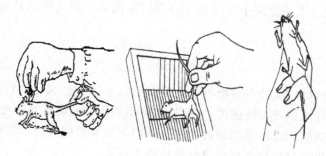

图 2-5　小白鼠捉持法一

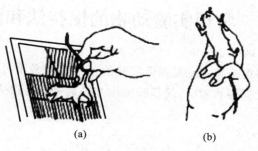

(a)　　　　　　　　(b)

图 2-6　小白鼠捉持法二

## 三、大白鼠

大白鼠被激怒后易咬人，所以实验前应尽量避免激怒它。捉拿时最好不要用止血钳夹其皮肤，戴纱手套或用一块布盖住后捉拿，这样对大白鼠的刺激小，并可防止被咬伤。

对大白鼠进行注射、灌胃等操作时，用右手将鼠尾抓住提起，放在粗糙的台面或者鼠笼上，抓住鼠尾向后轻拉，左手抓紧两耳和头颈部皮肤，余下三指紧捏鼠背部皮肤，如果大白鼠后肢挣扎得厉害，可将鼠尾放在小指和无名指之间夹住，将整个鼠固定在左手中，右手进行操作（图2-7(a)）。

若进行手术或解剖，则应事先麻醉或处死，然后用绳子缚住其四肢，用棉线固定门齿，以背卧位固定在手术台上。需取尾血及尾静脉注射时，可将其固定在大白鼠固定盒里，将鼠尾留在外面供实验操作（图2-7(b)）。

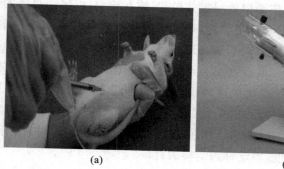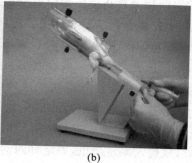

(a)　　　　　　　　(b)

图 2-7　大白鼠的捉持和固定法

## 四、豚鼠

豚鼠具有胆小易惊的特性,因此抓取时要求快、稳、准。先用右手掌轻轻地扣住豚鼠背部,抓住其肩胛上方,以拇指和食指环握颈部,对于体型较大或怀孕的豚鼠,可用另一只手托住其臀部(图 2-8)。

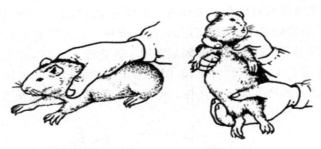

图 2-8　豚鼠捉持法

## 五、家兔

捕捉时以右手抓住其颈背部皮肤(不能抓两耳),轻轻把动物提起,迅速以左手托住其臀部,使动物体重主要落在抓取者的左手掌心上,以免损伤动物颈部(图 2-9)。家兔一般不咬人,但脚爪锐利,在挣扎反抗时容易抓伤捕捉者,所以捕捉时要特别注意其四肢。此外,抓动物的耳朵、腰部或四肢易造成动物耳、颈椎或双侧肾脏的损害,是错误的捉拿方法。

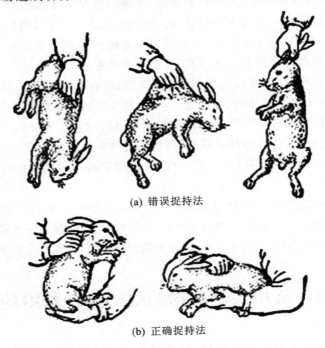

(a) 错误捉持法

(b) 正确捉持法

图 2-9　家兔的捉持法

对家兔实施手术,须将家兔固定于手术台上。一般家兔的固定包括台式、盒式和马蹄式。多数实验采用台式(即仰卧位)固定(图 2-10),缚绳打套结绑缚四肢于踝关节上(打活结便于解开),然后将两后肢拉直,把缚绳的另一头缠绕于家兔手术台后缘的钩子上打结固定,再将绑前肢的绳子在家兔背部穿过,并压住其对侧前肢,交叉到兔手术台对侧的钩子上打结固定。最后固定头部,用兔头夹固定时,先将兔颈部放在半圆形的铁圈上,再把铁圈推向嘴部压紧后拧紧固定螺丝,将兔头夹的铁柄固定在兔手术台的固定柱上。棉绳固定头部时,用一根粗棉绳钩住家兔两颗上门齿,将棉绳拉直后在手术台的固定柱上绕两圈后打结固定。做颈部手术时,可将一粗注射器筒垫于动物的颈下,以抬高颈部,便于操作。盒式固定是将兔装于兔盒中,适用于兔耳采血、耳血管注射等情况。马蹄式固定多用于腰背部,尤其是颅脑部位的实验。固定时先剪去两侧眼眶下部的毛皮,暴露颧骨突起,调节固定器两端钉形金属棒,使其正好嵌在突起下方的凹处,然后在适当的高度固定金属棒。用马蹄形固定器可使家兔取背卧位和腹卧位。

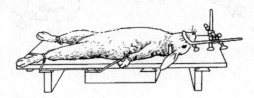

图 2-10  家兔的台式固定法

## 六、狗

**1. 捕捉**  捉狗时,首先是用狗头钳捕捉,用一长棉带(约 1 m)打一空结绳圈,操作者从狗背面或侧面将绳圈套在其嘴面部,迅速拉紧绳结,将绳结打在上颌,然后绕到下颌再打一个结,最后将棉带引致后颈部打结,把带子固定好,防止其被挣脱。也可以用狗头钳捕捉后,直接进行腹腔麻醉。当狗麻醉后,应立即解绑,尤其用乙醚麻醉时更应特别注意。因狗嘴被捆绑后,狗只能用鼻呼吸,如果此时鼻腔有大量黏液,可能会造成窒息。

**2. 头部固定**  麻醉后,将狗以仰卧位或俯卧位固定在手术台上。仰卧便于进行颈、胸、腹、股等部的实验,俯卧便于脑和脊髓的实验。固定狗头可用特别的狗头夹。狗头夹为一圆铁圈,圈的中央横有一根铁条和固定弧圈,固定弧圈与一螺杆相连,下面的一根铁条平直并可抽出。固定时先将狗舌拽出,将狗嘴伸进铁圈,再将平直铁条插入上下颌之间,然后下旋螺杆,使固定弧圈在鼻梁上(俯卧位固定时)或下颌上(仰卧位固定时)。铁圈附有铁柄,用以将狗头夹固定在手术台上。

**3. 四肢固定**  头部固定后,再固定四肢。先用粗棉绳的一端缚扎于踝关节的上方。将两后肢左右分开,将棉绳的另一端分别缚在手术台两侧木钩上,而前肢须平直放在躯干两侧。将缚左右前肢的两根棉绳从狗背后交叉穿过,压住对侧前肢小腿,分别缚在手术台两侧的木钩上。

## 第三节  常用实验动物的给药途径和给药方法

药理学实验中,无论是急性动物实验,还是慢性动物实验,都需要对实验动物进行处理。用药物对实验动物进行处理是一种常规方法,涉及实验动物给药方法及途径。较常见的给药方法有摄取给药法、注射给药法、涂布给药法和吸入给药法,其中前两种方法较为常用。在急性动物实验中所进行的各种注射,一般都不需要无菌操作。做慢性动物实验时,应根据给药途径选择无菌操作。

# 一、摄取给药法

**1. 自动摄取法**　把药物放入饲料或溶于动物饮水中让动物自行摄取。此法的优点是操作简便,不会因操作损伤动物。由于不同个体因各种原因其饮水和摄食量有差异,摄入的药量难以控制,不能保证剂量准确。饲料和饮水中的药物容易分解,难以做到平均添加。该方法一般适用于动物疾病的防治或某些药物的毒性实验,复制某些与食物有关的人类疾病动物模型。

**2. 喂药法**　如药物为固体,对体型较大的动物如豚鼠、兔、狗等,可用喂药法给药。抓取动物并固定好,操作者的左手拇、食指压迫动物颌关节处或其口角处,使口张开,用镊子夹住药物,放进动物舌根部,然后闭合其嘴,使动物吞咽药物。

给狗喂药,先用狗头钳固定其头部,用粗棉带绑住狗嘴,操作者用双手抓住狗的双耳,两腿夹住狗身固定,然后解开绑嘴带,由另一操作者用木制开口器将狗舌头压住,用镊子夹住药物从开口器中央孔放入狗嘴,置舌根部,然后迅速取下开口器,使动物吞下药物。给药前可先用棉球蘸水湿润动物口腔,以利于吞咽药丸。

**3. 灌胃给药法**　灌胃给药能准确掌握给药量、给药时间、发现和记录药效出现时间及过程,但灌胃操作会对动物造成损伤和心理影响。熟练的灌胃技术可减轻对动物的损伤。

小动物灌胃用灌胃器,灌胃器由注射器和灌胃管构成,用尖端磨平后稍加弯曲的注射器针头制成灌胃管。小白鼠的灌胃管长 4～5 cm,直径约 1 mm(10～12 号针头);大白鼠的灌胃针长6～8 cm,直径约 12 mm(12～14 号针头)。灌胃管插入深度大致是从口腔至最后一根肋骨后缘,成年动物插管深度一般是:小白鼠 3 cm、大白鼠 5 cm、家兔 15 cm、狗 20 cm。

(1) 小白鼠　左手拇指和食指捏住小白鼠颈部、背部皮肤,无名指或小指将尾部紧压在手掌上,使小白鼠腹部向上,右手持灌胃器经口角将灌胃管插入口腔。用灌胃管轻压小白鼠上颚部,使口腔和食管呈一直线,再将灌胃器沿上颚缓缓插入至预定深度,如稍感有助力且动物无呼吸异常,可将药注入(图 2-11),如动物挣扎得厉害、憋气,就应抽出重插。灌胃管插入气管时,动物立即死亡。药液注完后轻轻退出灌胃管,操作宜轻柔,以防损伤食管及膈肌。灌注量为 0.1～0.3 mL/10 g。

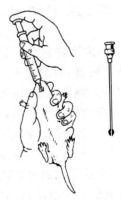

**图 2-11　小白鼠灌胃法**

(2) 大白鼠　一只手的拇指和中指分别放在大白鼠的左、右腋上,食指放于颈部,使大白鼠伸开两前肢,握住动物。灌胃法与小白鼠相似,在插管时,为防止插入气管,应先回抽注射器针芯,无空气抽回说明不在气管内,即可注药。灌注量为 1～2 mL/100 g。

(3) 豚鼠　一名操作者以左手从动物背部把后肢伸开,握住腰部和双后肢,用右手拇指、食指夹持两前肢。另一名操作者右手持灌胃器沿豚鼠上颚壁滑行,插入食管,轻轻向前推进(5 cm)插入胃内。

插管时亦可用木制或竹制的开口器,将 9 号导尿管穿过开口器中心的小孔插入胃内。将导管一端置于水杯中,若有连续气泡,说明插入呼吸道,应立即拔出重插;如无气泡,即可注入药物,注药完毕后再注入生理盐水 2 mL,以保证给药剂量的准确。灌胃完毕后,先退出胃管,后退出开口器。拔、插管时应慢慢抽出,当抽到近咽喉部时应快速拉出,以防止残留的液体进入咽喉部,反流入气管。灌注量为每次每只 4～7 mL。

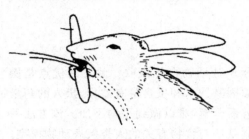

**图 2-12　家兔灌胃法**

（4）家兔　用兔固定箱,可一人操作。如无固定箱,则需两人协作进行,一人坐好,腿上垫好围裙,将家兔的后肢夹于两腿间,左手抓住双耳,固定其头部,右手抓住其两前肢。另一人将开口器横置于家兔口中,把兔舌压在开口器下面,将 9 号导尿管自开口器中央的小孔插入（图 2-12）,慢慢沿上颚壁插入 15～18 cm。插管完毕将灌胃管的外口端放入水杯中,切忌伸入水中过深。如有气泡从灌胃管逸出,说明灌胃管在气管内,应拔出重插。如无气泡逸出,则可将药推入,并以少量清水冲洗灌胃管,以保证给药剂量的准确。灌胃完毕后,先退出灌胃管,后退出开口器。灌注量为每次每只 80～150 mL。

（5）狗　给狗灌胃时,用狗头钳捕捉狗,一人取坐姿,将狗的后肢夹于两腿之间,左手抓住双耳,固定其头部,右手抓住其两前肢。另一人将开口器横置于狗口中,将狗舌压在开口器下面,将 12 号导尿管自开口器中央的小孔插入,慢慢沿口腔上颚壁插入食管约 20 cm 即可入胃内。其余过程与家兔灌胃法相同。灌注量为每次每只 200～500 mL。

**4. 直肠给药法**　根据动物大小选择不同的导尿管,在导尿管的头部涂上凡士林,使动物取蹲位,一名操作者以左臂及左腋轻轻按住动物的头部及前肢,用左手拉住动物的尾巴以暴露肛门,右手轻握后肢。另一操作者将导尿管缓慢送入肛门,插管深度以 7～9 cm 为宜。药物灌入后,取生理盐水将导尿管内的药物全部冲入直肠内,然后将导尿管在肛门内保留一会再拔出。

## 二、注射给药法

**1. 皮下注射法**　处理好动物注射部位的皮肤后,左手将注射部位附近的皮肤提起,右手握住注射器,斜向刺入。刺入后左手放开皮肤,先用左手将针芯回抽,若无血液流入注射器则表明并未刺伤血管,则可将注射器针芯徐徐推进,将预定剂量的药物注入。若注射针头已刺伤血管,则应将针头拔出,重新注射。

（1）小白鼠　将左手拇指和中指将小白鼠颈背部皮肤轻轻提起,食指轻按其皮肤,使其形成一个三角窝,右手持注射器从三角窝下部刺入皮下,轻轻摆动针头,如易摇动则表明针尖在皮下,回抽无血后可将药液注入。针头拔出后,以左手在针刺部位轻轻捏住皮肤片刻,以防止药液流出。大批动物注射时,可将小白鼠放在鼠笼盖或粗糙平面上,左手拉住尾部,小白鼠自然向前爬动,此时右手持针迅速刺入背部皮下,推注药液。注射量为 0.1～0.3 mL/10 g。

（2）大白鼠　注射部位可在背部或者后肢外侧皮下,操作时轻轻提起注射部位皮肤,将注射针头刺入皮下。注射量约为 1 mL/100 g。

（3）豚鼠　注射部位可选用两后肢内侧、背部、肩部等皮下脂肪少的部位。通常在大腿内侧,注射针头与皮肤呈 45°角刺入皮下,确定针头在皮下后推入药液,拔出针头后,拇指轻压注射部位片刻。

（4）家兔　注射方法参照小白鼠皮下注射法。

**2. 腹腔注射法** 动物腹部向上并固定,腹腔穿刺部位一般多在腹白线偏左或偏右的下腹部。

（1）小白鼠 左手固定小白鼠,使小白鼠腹部面向捉持者,鼠头略朝下。右手持注射器进行穿刺,注射针与皮肤面呈45°角刺入腹肌,针头刺入皮肤后进针3 mm左右,当感到落空感时表示已进入腹腔,回抽无肠液、尿液后即可注射（图2-13）。注射量为0.1～0.2 mL/10 g。注意切勿使针头向上注射,以防止针头刺伤内脏。

（2）大白鼠、豚鼠、家兔、猫 皆可参照小白鼠腹腔注射法,但应注意家兔与猫在腹白线两侧注射,离腹白线约1 cm处进针。大白鼠注射量为1～3 mL/10 g。

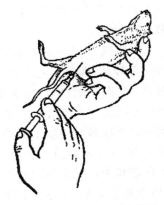

**图 2-13 小白鼠腹腔注射法**

**3. 肌内注射法** 肌内注射主要用于注射不溶于水而混悬于油或其他剂型中的药物。肌内注射应选择肌肉发达、血管丰富的部位,如大白鼠、小白鼠和豚鼠的大腿外侧缘,家兔、猫、狗、猴的臀部或股部。注射时,固定动物,剪去注射部被毛,与肌肉层组织接触面呈60°角刺入注射器针头,回抽针芯无回血后注入药液（小动物可免回抽针芯）。注射完毕后用手轻轻按摩注射部位,促进药液吸收。

小白鼠、大白鼠、豚鼠一般不做肌内注射,如需要时,小白鼠一次注射量每只不超过0.1 mL。

**4. 静脉注射法** 静脉注射应根据动物的种类选择注射的血管。大白鼠和小白鼠多选用尾静脉,家兔多选用耳缘静脉,狗多选用后肢小隐静脉,豚鼠多选用耳缘静脉或后肢小隐静脉。因为静脉注射时通过血管给药,所以只限于液体药物。如果是混悬液,可能会因悬浮粒子较大而引起血管栓塞。

（1）小白鼠、大白鼠 多采用尾静脉注射。鼠尾静脉有3根,左、右两侧及背侧各1根,左、右两侧尾静脉较易固定,应优先选择。注射时,先将动物固定于固定器内（图2-14）,可采用筒底有小口的玻璃筒、金属或铁丝笼。将全部尾巴露在外面,以右手食指轻轻弹尾尖端,必要时可用45～50 ℃的温水浸泡尾部或用75％乙醇擦尾部,使全部血管扩张充血、表皮角质软化,以拇指与食指捏住尾部两侧,使尾静脉充盈明显,以无名指和小指夹持尾尖部,中指从下托起尾巴固定之。用4号针头,针头与尾部呈30°角刺入静脉,推动药液无阻力,且可见静脉血管出现一条白线,说明针头在血管内,可注药。如遇到阻力较大,皮下发白且有隆起时,说明针头不在静脉内,须拔出针头重新穿刺。注射完毕后,拔出针头,轻按注射部位止血。一般选择尾部两侧静脉,并宜从尾尖端开始,渐向尾根部移动,以备反复应用。注射量为0.05～0.1 mL/10 g。

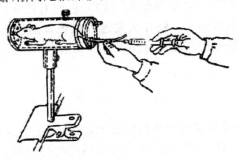

**图 2-14 小白鼠尾静脉注射**

大白鼠可舌下静脉注射、颈外静脉注射,还可把大白鼠麻醉后,切开其大腿内侧皮肤进行股静脉注射。

(2) 豚鼠　可选用多部位的静脉注射,如前肢皮下头静脉、后肢小隐静脉、耳廓静脉或雄鼠的阴茎静脉,偶可行心内注射。一般前肢皮下头静脉穿刺易成功,也可先将皮肤切开,暴露股静脉,直接穿刺注射。注射量不超过 2 mL。

(3) 家兔　家兔给药一般采用耳缘静脉注射,兔耳缘静脉沿其耳背后缘走行(图 2-15)。将覆盖在耳缘静脉皮肤上的兔毛仔细拔去或剪去,可用水湿润局部,将兔耳略加揉搓或用手指轻弹血管,使兔耳血流增加,并在耳根部压迫耳缘静脉,使其淤血而发生血管怒张。注射者用左手食指和中指夹住静脉近心端,拇指和小指夹住耳缘部分,以左手无名指和小指放在耳下衬垫,待静脉充盈后,右手持注射器使针头尽量由静脉末端刺入,顺血管方向平行、朝向心端刺 1～1.5 cm(图 2-16),放松左手食指和中指对血管的压迫,右手试推注射器针芯。若注射阻力较大或出现局部肿胀,说明针头没有刺入静脉,应立即拔出针头;若推注阻力不大,可将药物徐徐注入。注射完毕后,与血管平行地将针头抽出,随即以棉球压迫针眼止血。

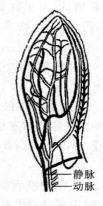

静脉
动脉

图 2-15　家兔耳缘动、静脉走行

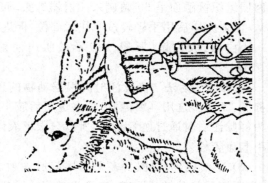

图 2-16　家兔耳缘静脉注射法

实验过程中如需反复静脉给药,也可不抽出针头,用动脉夹将针头与兔耳固定,换一个有肝素生理盐水的注射器接上,防止血液流失和凝固,以备下次注射时使用。

(4) 狗　用狗头钳夹住狗颈部,将其压倒在地,并固定好,剪去前肢或后肢皮下静脉部位的被毛(前肢多取内侧的头静脉,后肢多取外侧的小隐静脉)。用碘伏消毒,在静脉近心端用胶管绑扎或用手捏紧,使血管充盈,针头自远心端向心刺入血管,待回抽有血后,松开绑扎的胶管,缓缓地注入药液。

**5. 淋巴囊注射法**　蛙及蟾蜍常经淋巴囊给药。它们有数个淋巴囊,该处注射药物易吸收,一般多以腹淋巴囊作为注射部位。将针头先经蛙或蟾蜍后肢上端刺入,经大腿肌肉层,再刺入腹壁皮下腹淋巴囊内,然后注入药液。注入量为每只 0.25～1.0 mL。

## 三、涂布给药法

涂布给药法是将药物涂擦在实验动物的皮肤上,主要用于鉴定药物经皮肤的吸收作用、局部作用或致敏作用等。药物与皮肤接触的时间可根据药物性质和实验要求而定。

## 四、吸入给药法

吸入给药法是通过特殊的吸入装置,使药液呈气雾状喷出,经实验动物口、鼻吸入后,进入支气管和肺泡吸收而发挥作用。

# 第四节 常用动物的麻醉和取血法

实验动物的麻醉是以物理或化学的方法,使动物全身或局部暂时痛觉消失,便于实验的进行。动物麻醉的方法有全身麻醉、局部麻醉、复合麻醉、低温麻醉等。一般实验室所采用的大部分是全身麻醉和局部麻醉。

麻醉药的种类较多,作用原理也各不相同,除了能抑制中枢神经系统外还可引起其他一些生理功能的变化。所以需要根据动物的种类和实验手术的要求加以选择。麻醉必须适度,过浅或过深都会影响手术或实验的进程和结果。

## 一、常用实验动物的麻醉方法

### (一) 常用麻醉药

麻醉药按其使用方法分为局部麻醉药与全身麻醉药两大类。前者常用于浅表或局部麻醉(如1%普鲁卡因用于局部浸润麻醉,0.1%丁卡因用于黏膜表面麻醉等),后者又分为挥发性与非挥发性麻醉药两类。挥发性麻醉药(如乙醚等)作用时间短,麻醉深度易掌握,动物麻醉后苏醒快,但麻醉过程中要随时注意动物的反应,防止麻醉过量或过早复苏。非挥发性麻醉药(如巴比妥等)作用时间较长,不必专人照管,但苏醒较慢且不易掌握麻醉深度。

**1. 氨基甲酸乙酯** 氨基甲酸乙酯又名乌拉坦、乌来糖、脲烷,可导致较持久的浅麻醉,对呼吸无明显影响,常用于兔、猫、狗、蛙等动物的麻醉。氨基甲酸乙酯对兔的麻醉作用较强,是家兔急性实验常用的麻醉药,对猫和狗则奏效较慢。本品可诱发大白鼠和兔产生肿瘤,需长期存活的慢性实验动物最好不要使用。氨基甲酸乙酯易溶于水,使用时可配制成20%～25%的溶液。优点:价廉、使用简便,一次给药可维持4～5 h,且麻醉过程较平稳,动物无明显挣扎现象。缺点:苏醒慢,麻醉深度较难掌握。

**2. 氨醛糖** 氨醛糖溶解度较小,常配成1%水溶液。使用前须在水浴上加热,使其溶解,但加热温度不宜过高,以免降低药效。本药的安全度大,能导致持久的浅麻醉,对植物性神经中枢的功能无明显抑制作用,对痛觉的影响也极微,故特别适用于研究要求保留生理反射(如心血管反射)或研究神经系统反应的实验。

**3. 氨醛糖氨基甲酸乙酯混合麻醉剂** 1 g氨醛糖和10 g氨基甲酸乙酯,分别用少量0.9%氯化钠溶液加温助溶后再混合,然后加0.9%氯化钠溶液至100 mL。静脉注射剂量为5 mL/kg混合液。氨醛糖氨基甲酸乙酯混合麻醉剂常用于中枢性实验,如大脑皮层诱发电位等。注意氨醛糖加温过高可降低药效。

**4. 巴比妥类** 巴比妥类药物种类很多,根据作用的时限可分为长、中、短、超短效作用四大类。戊巴比妥钠作用时间为3～5 h,属于中效巴比妥类;硫喷妥钠作用时间仅为10～15 min,属于超短效巴比妥类,适用于较短时间的实验。中长效作用的巴比妥类药物多用于动物实验抗惊和催眠,实验麻醉所使用的则属于中、短、超短作用的巴比妥类药物。

巴比妥类药物主要作用是阻碍神经冲动传递到大脑皮质,从而对中枢神经系统起到抑制作用。巴比妥类对呼吸中枢有较强的抑制作用,麻醉过快或过深时,可导致呼吸肌麻痹甚至死亡,故应注意防止给药过多、过快。对心血管系统也有复杂的影响,抑制微循环导致血压降低,直接抑制心脏的收缩功能,影响基础代谢,降低体温。故这类药物不太适合用于心血管功能的研究实验。

戊巴比妥钠是最常用的一种动物麻醉剂,为白色粉末,毒性小,作用起效快,持续时间为3～5 h。既可腹腔注射,又可静脉注射,一般用生理盐水配制成1％～5％的溶液。用该药麻醉时中型动物多为静脉给药,也可腹腔给药,小型动物多为腹腔给药。

**5. 乙醚** 乙醚无色透明,极易挥发,气味特殊,易燃易爆,与空气中的氧接触能产生刺激性很强的乙醛及过氧化物,保存于暗色容器中置于阴凉处。乙醚的麻醉作用主要是抑制中枢神经系统,对其他系统的影响不明。使用时能刺激呼吸道黏膜使分泌物增加,使用乙醚麻醉时应注意使用阿托品以对抗这一作用。有呼吸道病变的动物禁用乙醚麻醉。

**6. 局部麻醉药**

(1) 普鲁卡因 1％普鲁卡因溶液可用于手术局部浸润麻醉,剂量按所需麻醉面的大小而定,骨髓穿刺、局部皮肤切开等均可采用。如用狗做实验时,为避免兴奋躁动,可先给一半剂量吗啡做皮下注射,这种局部麻醉加全身镇静的方法,实验结果受麻醉药的影响较小,在急性实验中被广泛使用。神经封闭可采用2.5％普鲁卡因溶液注射,脊髓麻醉可用1％～2％溶液。

(2) 氯乙烷 氯乙烷的特点是沸点低,在高于12 ℃室温中即可沸腾,具有强大的挥发性,故必须装在密闭的瓶内。用时按下瓶上开关,氯乙烷迅速蒸发,皮肤急剧冷却,因而使皮肤感觉神经末梢发生暂时性麻痹,可进行无痛的皮肤切开。使用氯乙烷获得的麻醉,不向深处扩散,对于炎症组织亦能出现麻痹作用。

(3) 丁卡因 常用0.1％丁卡因溶液喷洒黏膜做黏膜表面麻醉。

## (二)麻醉方法

麻醉方法可分为全身麻醉和局部麻醉两种。

**1. 全身麻醉** 全身麻醉简称全麻。全麻可使动物意识和感觉暂时不同程度的消失,而后麻醉动物肌肉充分松弛、感觉完全消失、反射活动减弱。全身麻醉有吸入麻醉和注射麻醉,一般吸入麻醉用挥发性麻醉药,注射麻醉用非挥发性麻醉药。动物常用麻醉药的剂量及作用特点见表2-1。

表 2-1 动物常用麻醉药的剂量及作用特点

| 药物(常用浓度) | 动物 | 给药途径 | 剂量/(mg/kg) | 作用时间及特点 |
|---|---|---|---|---|
| 乙醚 | 各种动物 | 吸入 | — | 实验过程中持续吸入,麻醉时间由实验决定 |

| 药物（常用浓度） | 动物 | 给药途径 | 剂量/（mg/kg） | 作用时间及特点 |
|---|---|---|---|---|
| 戊巴比妥钠<br>（1%～5%） | 狗、兔、猫<br>大白鼠、小白鼠<br>豚鼠 | 静脉、腹腔<br>腹腔<br>腹腔 | 30<br>40～50<br>40～50 | 2～4 h，中途加1/5量可维持1 h以上，麻醉力强，易抑制呼吸 |
| 硫喷妥钠<br>（5%） | 狗、兔、猫<br>大白鼠<br>小白鼠 | 静脉<br>腹腔<br>腹腔 | 15～20<br>40<br>15～20 | 15～30 min，麻醉力强，抑制呼吸，宜缓慢注射 |
| 氨基甲酸乙酯<br>（20%） | 狗、兔、猫<br>大白鼠、小白鼠<br>蛙、蟾蜍 | 静脉<br>腹腔<br>淋巴囊注射 | 750～1000<br>1000～1500<br>2000～2500 | 2～3 h，毒性小，较安全，主要适用于小动物麻醉 |
| 1%氯醛糖<br>10%氨基甲酸乙酯<br>混合液 | 兔、猫<br>大白鼠 | 静脉<br>腹腔 | 500±50 | 5～6 h，安全，肌肉松弛不完全 |
| 普鲁卡因<br>（1%～2%） | 各种动物 | 皮肤、黏膜、脊髓 | 视情况而定 | 30 min，麻醉作用良好，毒性小 |

（1）吸入麻醉　吸入麻醉是将挥发性麻醉药或气体麻醉剂经呼吸系统吸收入动物体内，抑制中枢神经系统而进行全身麻醉的方法。常用的吸入麻醉药有乙醚、氟烷、甲氧氟烷、氯仿等。气体麻醉剂常用氧化亚氮、环丙烷等。现在主要介绍乙醚的吸入麻醉。乙醚可用于各种动物，尤其是时间短的手术或实验，吸入后10～20 min开始发挥作用。

①小白鼠、大白鼠、豚鼠：麻醉前准备好一个密封、透明的容器（可用大烧杯代替），再将乙醚与动物容器相通。也可用浸润乙醚的棉球或纱布放在密闭的容器内，再将动物放入，并注意动物的行为。开始时动物出现兴奋，进而出现抑制，自行倒下，当动物角膜反射迟钝、肌张力降低，即可取出动物。若动物逐渐开始恢复肌张力（重新挣扎）则重复麻醉一次，待平静后即可进行实验。若实验时间长，可先固定动物在实验台上，将乙醚棉球或纱布靠近其鼻部，即可开始实验。实验过程中，应注意动物的反应，适时追加乙醚吸入量，维持其麻醉深度和时间。有些非吸入麻醉的实验，在动物出现苏醒行为时，可施乙醚麻醉吸入，以维持实验的顺利进行。

②狗：麻醉时，应提前半小时给动物皮下注射吗啡（1%盐酸吗啡0.7～1 mL/kg）和阿托品（0.1～0.3 mg/kg），吗啡可镇静止痛，阿托品可对抗乙醚刺激呼吸道分泌黏液的作用。然后将狗嘴扎紧，以防麻醉初期动物兴奋时骚动咬人。按动物体型大小选用合格的麻醉口罩，并在口罩内放浸润乙醚的纱布。一人将狗按倒，用膝盖和两手固定动物的髋部和四肢。麻醉者一只手握住下颌以固定头部（注意防止窒息），另一只手将口罩套在狗嘴上，使其吸入乙醚。

动物吸入乙醚后，常先有一个兴奋加强期，动物开始挣扎，同时呼吸变得不规则，有时甚至出现呼吸暂停。此时应移开口罩，待动物呼吸恢复后，再继续吸入乙醚。

随着麻醉的加深，动物可出现呼吸加深和肌张力增强的现象。深呼吸有吸入过量乙醚的危险，此时可在动物每呼吸数次乙醚后，取下口罩，呼吸一两次新鲜空气，则可避免这种危险。等度过这一时期后，麻醉逐渐加深，动物呼吸渐趋平稳，肌张力逐渐降低，瞳孔缩小。如果出现角膜反射消失时,表明麻醉已达到足够深度,可以进行手术。这时应立即解去狗嘴上的绑绳,开始手术。

乙醚麻醉的优点:麻醉深度易于掌握,较安全,且麻醉后动物苏醒较快。缺点:需要有专人照管,在麻醉初期常出现兴奋加强现象。乙醚可强烈刺激呼吸道,促使黏液分泌增加,从而有堵塞呼吸道的危险,故需特别注意,必要时可皮下或腹腔注射阿托品(0.1~0.3 mg/kg),以减少黏液分泌。

(2) 注射麻醉　通过对动物的肌肉、腹腔、静脉等注射麻醉药,实现麻醉的方法。注射麻醉因给药的部位不同,麻醉药物的剂量、麻醉起效时间和麻醉持续时间都有差异。一般情况下,腹腔给药与静脉给药相比,用药剂量大、起效时间短、持续时间长,麻醉深度不易控制,静脉给药麻醉起效快、麻醉深度比较容易控制。

**2. 局部麻醉**　局部麻醉简称局麻,指在用药局部可逆性地阻断感觉神经冲动的产生和传导,在动物意识清醒的条件下用药使局部感觉消失。局部麻醉药一般在用药后几分钟内起效,药效维持 1 h 左右。局部麻醉药对感觉神经尤其是痛觉神经的作用时间较运动神经长。局部麻醉方法很多,有表面麻醉、浸润麻醉和阻滞麻醉等,应用最多的是浸润麻醉。

浸润麻醉时将药物注射于皮内、皮下组织或手术野深部组织,以阻断用药局部的神经传导,使痛觉消失。常用的浸润麻醉药是 1% 盐酸普鲁卡因。此药安全有效、吸收显效快,但消失也快,注射后 1~3 min 开始起作用,可维持 30~45 min。它可使血管轻度舒张,导致手术局部出血增加,且又容易被吸收入血而失效。

施行局部浸润麻醉时,先把动物抓取并固定好,再将进行实验操作的局部皮肤区域用皮试针头先做皮内注射,形成橘皮样皮丘,然后换长针头,由皮丘点进针,放射到皮丘点四周继续注射,直至要求麻醉区域的皮肤都浸润到为止。再按实验操作要求的深度,按皮下、筋膜、肌肉、腹膜或骨膜的顺序,依次分别注入麻醉药,以达到浸润神经末梢的目的。每次注射时必须先回抽,以免把麻醉药注入血管内。注意进针后,如麻醉药用完,又需继续用药,不需拔出针头,只需将注射器取下另抽吸麻醉药即可。这样可减少对动物痛觉的刺激,又可减少对局部组织的损伤。

## (三) 麻醉操作要求

### 1. 麻醉的基本原则

(1) 不同的动物个体对麻醉药的耐受性是不同的。因此,在麻醉过程中,除参照一般药物用量标准外,还必须密切注意动物的状态,以决定麻醉药的用量。

(2) 麻醉的深浅可根据呼吸的深度和快慢、角膜反射的灵敏度、四肢和腹壁肌肉的紧张性以及皮肤夹捏反应等进行判断。当呼吸突然变深变慢,角膜反射的灵敏度明显下降或消失,四肢和腹壁肌肉松弛,皮肤夹捏无明显疼痛反应时,应立即停止给药。

(3) 静脉给药时应坚持先快后慢的原则,一般给药应先一次推入总量的 2/3,观察动物的行为,若已达到所需的麻醉深度,则不一定全部给完所有的药量。动物的健康状况、体质、年龄、性别也影响给药剂量和麻醉效果,因此实际麻醉动物时应视具体情况对麻醉剂量进行调整,避免动物因麻醉过深而死亡。

### 2. 麻醉并发症和急救措施

(1) 呼吸停止　呼吸停止可出现在麻醉的任何一期,如:在兴奋期,呼吸停止具有反射性质;在深麻醉期,呼吸停止是由于延髓麻醉的结果或由于麻醉剂中毒时组织中血氧过少导致。

呼吸停止的表现为胸廓呼吸运动停止、黏膜发绀、角膜反射消失或极低、瞳孔散大等。呼吸停止的初期，可见呼吸浅表、呼吸不规律，此时必须停止供给麻醉剂，先张开动物口腔，拉出舌尖到口角外，立即进行人工呼吸。可用手有节奏地压迫和放松胸廓，或推压腹腔脏器使胸廓上下移动，以保证肺通气。与此同时，迅速做气管切开并插入气管套管，连接人工呼吸机以代替徒手人工呼吸，直至主动呼吸恢复。还可给予苏醒剂以促进恢复，常用的苏醒剂有咖啡因(1 mL/kg)、尼可刹米(2～5 mg/kg)和洛贝林(0.3～1 mg/kg)等。

(2) 心跳停止　吸氯仿、乙醚时，有时于麻醉初期出现反射性心跳停止，通常是由于剂量过大。还有一种情况，就是手术后麻醉剂所致的心脏急性毒性、心功能急剧衰竭而停跳。

心跳停止的到来可能无预兆，呼吸和脉搏突然消失，黏膜发绀。心跳停止时应迅速采用心脏按压，即用掌心(小动物可用指腹)在心脏区有节奏地敲击胸壁，其频率相当于该动物正常心脏收缩次数。同时，心室注射强心剂0.1%肾上腺素。

**3. 补充麻醉**　实验过程中如麻醉过浅，可临时补充麻醉药，但一次注射剂量不宜超过总量的1/5，且须经一定时间后才能补充，如戊巴比妥钠须在第一次注射后5 min，苯巴比妥钠须在第一次注射后30 min以上才能补充。

**4. 麻醉注意事项**

(1) 乙醚是挥发性很强的液体，易燃易爆，使用时应注意远离火源。平时应装在棕色玻璃瓶中，储存于阴凉干燥处，不宜放在冰箱内，以免遇到电火花时引起爆炸。

(2) 因麻醉药的作用，致使动物体温缓慢下降，所以应设法保温，不使肛温降至37 ℃以下。在寒冷季节，注射前应将麻醉药加热至与动物体温一致的水平。

(3) 狗、猫或灵长类动物，手术前8～12 h应禁食，避免麻醉或手术过程中发生呕吐。家兔或啮齿类动物无呕吐反射，术前无须禁食。

## 二、常用实验动物血液的采集法

采集和测定动物体液的物质成分和含量是药理学实验的基本方法之一。实验动物体液的采集主要包括血液、淋巴液、消化液、脑脊髓液、尿液、精液、阴道内液体等。本教材主要介绍实验动物的血液采集(简称采血)方法。

### (一) 大白鼠、小白鼠的采血方法

**1. 尾尖采血法**

(1) 剪尾尖采血法　将动物麻醉后，将尾巴置于50 ℃热水中浸泡数分钟(也可用二甲苯或酒精涂擦尾巴)，擦干，使尾静脉充血后，剪去尾尖(小白鼠1～2 mm，大白鼠5～10 mm)，用试管接取血液，自尾根部向尾尖按摩，血液会自尾尖流入试管，每次可采血约0.3 mL。

(2) 切割尾静脉采血法　动物麻醉后，如上法使尾部血管扩张，用锐利刀片切割开一段尾静脉，用试管等物接取血液，每次可取血0.3～0.5 mL。采血后用棉球压迫止血，伤口短时间内即可结痂痊愈。鼠尾的三根静脉可交替切割，由尾尖开始，一根静脉可切割多次。这种方法主要适用于大白鼠，小白鼠尾静脉太细，不太适用。

**2. 眼部采血法**

(1) 眼眶静脉丛(窦)采血法　用毛细管(玻璃或塑料均可)或特制的眶静脉丛采血器，采血前将毛细管或采血器浸泡在1%肝素溶液中数分钟，然后取出干燥备用。将鼠放在实验台

上,左手抓住鼠耳之间的头皮,并轻轻向下压迫颈部两侧,致动物静脉血回流障碍,眼球外凸。右手持毛细管由眼球和眼眶后界之间将其尖端插入结膜,使毛细管与眼眶平行地向喉头方向推进3～5 mm,如是小白鼠即达其静脉窦,可见血液顺毛细管外流;如是大白鼠,需轻轻转动毛细管,使其穿破静脉丛,让血液顺毛细管流出。用纱布轻压眼部止血。同一动物可反复交替穿刺双眼多次,按此法小白鼠可一次采血0.2 mL,大白鼠0.5 mL。

(2)眼眶动脉和静脉采血法  用左手抓住鼠,拇指和食指将鼠头部皮肤捏紧,使其眼球突出。用眼科弯镊在鼠右侧眼球根部将其眼球摘去,并立即将鼠倒置,头朝下,此时眼眶内动、静脉很快流血,将血滴入预先加有抗凝剂的玻璃器皿内,直至动、静脉不再流血为止。此种采血法在采血过程中动物没有死亡,心脏跳动在继续,因此采集到的血液量比其他方法要多。若实验时需要多量血液,此种方法最好。采血毕,立即用纱布压迫止血。这种方法易导致动物死亡,如需继续实验,就不能采用此法。

**3. 大血管采血法**  选择颈静脉、颈动脉或股静脉、股动脉采血。把麻醉的动物取仰卧位固定,分离暴露上述任何一条血管,穿一线结扎血管。静脉采血时,提起结扎线,待血管充盈,注射器向远心端穿刺血管采血。动脉采血时,注射器向近心端穿刺采血。如果动物血管太细,无法穿刺,可剪断血管直接用注射器或吸管吸血。

**4. 断头采血法**  左手拇指和食指握住鼠颈部,头部朝下,用利剪在鼠颈头间1/2处剪断,提起动物,将血液滴入加有抗凝剂的容器内。小白鼠可采血1 mL左右,大白鼠可采血10 mL左右。

上述采血法各有其长处,如果少量采血做涂片,可由尾尖采血;如果要求按无菌操作法采血,可由心脏采血。如果实验要求动物继续存活,绝不能用断头法或开胸法采血。注意:如为慢性实验,应严格执行消毒和止血程序。

### (二)豚鼠的采血方法

**1. 心脏穿刺采血法**  将豚鼠仰卧固定于小手术台上,把左侧心区部位的被毛剪去。用左手触摸动物左侧第3～4肋间,触摸心跳最明显处穿刺进针。进针角度与胸部垂直,当针头接近心脏时,就会感到心脏的跳动,再向里穿刺就可进入心室。若将注射器抽成负压,血液可自动流入注射器内。采血时动作要迅速,缩短留针时间以防止血液凝固。一个星期后,可重复进行心脏穿刺采血。此种方法也适用于家兔的心脏穿刺采血。

**2. 耳缘剪口采血法**  用二甲苯或酒精反复擦拭耳缘使血管充分充盈,然后用刀片或剪刀割(剪)破耳缘血管,血液会从血管中流出,此法可采血0.5 mL左右。

### (三)家兔的采血方法

**1. 耳中央动脉采血法**  将家兔置于固定器内固定好,用手轻轻揉搓或用加热的方法使兔耳充血,可发现在其中央有一条较粗、颜色较鲜红的血管,即为耳中央动脉。左手固定兔耳,右手持注射器在中央动脉末端,使针头沿动脉平行方向穿刺入动脉,血液即可进入注射器内,取血后做压迫止血。另一种方法是:待耳中央动脉充血后,在靠耳尖中央动脉分支处,用锋利的手术刀片轻轻切一小口,血液就会从切破的血管中流出,立即取加有抗凝剂的容器在血管破口处采血,取血后应立即压迫止血。

**2. 耳缘静脉采血法**  将动物固定好后,用手轻轻揉搓家兔耳缘,待耳缘静脉充血后,在靠近耳尖部的静脉处,用针头刺破静脉,血液即可流出,也可用6号针头沿耳缘静脉远端(末端)

刺入血管,抽取血液,取血后压迫止血。一次可采血 5～10 mL。此法也适用于豚鼠。

**3. 颈动脉和静脉采血法**  采血前将家兔麻醉、固定,暴露颈部皮肤,做颈侧皮肤切开术,分离出颈动脉、颈静脉。根据所需血量可用注射器直接采血,也可行动、静脉插管术采血。

（1）动脉采血  结扎颈动脉远心端,以动脉夹夹住颈动脉近心端,用连有 7 号针头的注射器,朝向心方向刺入血管,放开动脉夹,即可见动脉血流入注射器。动脉采血时要注意止血,可用纱布或动脉夹止血。

（2）静脉采血  结扎颈静脉近心端,待血液充盈静脉,提起结扎线,注射器针头向远心方向刺入血管,缓缓地抽取血液。

**4. 股动脉和静脉采血法**  可参照家兔颈动脉、静脉采血法。

### （四）狗的采血法

**1. 后肢外侧小隐静脉采血法**  狗的后肢小隐静脉位于后肢胫部 1/3 的外侧浅表皮下。采血时,将狗固定,剪毛及用碘酒和酒精消毒后,一人压迫静脉上端使之充血,采血者持配有 7 号或 8 号针头的注射器,在血管上穿刺。若已刺入血管,即有血液流入注射器,抽得所需血量后拔出针头,以干棉球压迫止血。

**2. 前肢背侧皮下头静脉采血法**  前肢背侧皮下头静脉位于前肢背侧。采血时,将狗固定,剪毛及用碘酒和酒精消毒后,一人从狗的后侧握住肘部,其余采血方法基本同于后肢外侧小隐静脉采血法。

**3. 耳缘静脉采血法**  当做血常规检验或其他需少量血液时,亦可在狗的耳缘静脉采血。剪毛后将狗的耳廓加热,或以二甲苯棉球涂擦耳廓,然后以刀片切割已扩张的血管,使血液滴入盛器。采血完毕,以棉球压迫切割口止血。

### （五）常用抗凝剂

**1. 草酸钾**  常用于供检验用血液样品的抗凝。在试管内加饱和草酸钾溶液 2 滴,轻轻敲击试管,使溶液分散到管壁四周,置 80 ℃以下的烘箱中烤干(注意温度不能过高,如温度过高,草酸钾将分解为碳酸钾而失去抗凝作用)。这样制备的抗凝管可使 3～5 mL 血液不致凝固。供钾、钙含量测定的血液不能用草酸钾抗凝。

**2. 肝素**  取 1‰肝素溶液 0.1 mL 置于试管中,均匀浸湿管内壁,放入 80～100 ℃烘箱烤干。每管能使 5～10 mL 血液不凝固。

市售的肝素钠注射液每 1 mL 约含肝素 12500U(相当于肝素钠 125 mg),应置于冰箱中保存。

**3. 枸橼酸钠**  3.8%的枸橼酸钠溶液 1 份可使 9 份血液不致凝固,用于红细胞沉降速率的测定。因其抗凝作用较弱、碱性较强,不适用于供化验用的血液样品。做急性血压实验时则用 5%～7%的枸橼酸钠溶液。

## 第五节  常用动物的处死方法

应遵循人道主义精神,爱护和善待动物。在实验中应尽可能地减少动物的痛苦,实验结束后应让动物无痛苦的死亡或尽量减少死亡的痛苦。

**1. 蟾蜍的处死方法** 可将蟾蜍头部剪去处死。

**2. 大白鼠和小白鼠的处死方法**

（1）脊椎脱臼法 右手抓住鼠尾用力后拉，同时左手拇指与食指用力向下按住鼠颈部，将脊髓与脑髓拉断，鼠立即死亡。

（2）断头法 在鼠颈部用剪刀将鼠头剪掉，鼠因断头和大出血而死。

（3）打击法 用手抓住鼠尾并提起，将其头部猛击桌角，或用小木槌用力敲击鼠头，使鼠死亡。

**3. 豚鼠、家兔及狗的处死方法**

（1）空气栓塞法 向动物静脉内注入一定量空气，使之发生空气栓塞而致死。注入空气量，家兔约 10 mL，可由耳缘静脉注入。

（2）急性放血法 自动脉（颈动脉或股动脉）快速放血使动物迅速死亡。

（3）药物法 10％氯化钾，家兔耳缘静脉注射 5～10 mL，可使其心脏停搏而死亡；成年狗前肢皮下静脉注射 20～30 mL 即可处死。

（严 菲）

# 第三章　药物的基础知识

## 第一节　药物的来源、命名

### 一、药物的来源

药物是指能影响生理、生化和病理过程，用以预防、治疗、诊断疾病和计划生育的化学物质，主要来源于自然界、人工合成和生物技术。

**1. 天然药物**　指来源于自然界中有药理活性的植物、动物或矿物等经加工后供药用的物质，如麻黄碱、鱼肝油、石膏等。其中植物药应用广泛，我国本草著作中多以植物药为主。

**2. 化学合成药物**　利用化学合成方法制得的药物，如磺胺类药物、苯唑西林钠等。化学合成药物在临床上使用最为广泛。

**3. 生物制品**　应用普通的或通过细胞工程、基因工程、酶工程和发酵工程等生物技术获得的微生物、细胞及动物或人的血液和组织等生物材料制备的药物，如疫苗、干扰素、抗毒血清等。

### 二、药物的命名

**1. 通用名**　即国际非专有名称，指在全世界都可通用的名称。由国家药典委员会按照《中国药品通用名称命名原则》组织制定并报国家卫生和计划生育委员会备案的药品的法定名称，同种药物的通用名一定是相同的。

**2. 商品名**　新药开发者在申请许可证时选定的，经药品监督管理部门核准的产品名称，具有专有性质，不得仿用。同一药物可因生产厂家的不同有多个商品名。

**3. 化学名**　根据药物的化学组成，按照国际纯粹与应用化学联合会等国际机构的命名法进行的命名。化学名是最准确的命名，英文化学名是国际通用的名称。

## 第二节　药物的制剂与剂型

### 一、药物的制剂与剂型的概念

药物制剂是按照国家颁布的药品规格、标准，将药物制成适合临床需要，并符合一定质量标准,便于使用和保存的制品。制剂的外部形态称为剂型,可根据药物的性质和用药目的的不同将制剂加工制成适合患者需要的各种适宜剂型。一种药物可以制成多种剂型,但同一种药物,所制备的剂型不同,给药的途径不同,可产生的作用不同。如硫酸镁可制成粉剂口服导泻,硫酸镁粉剂外敷可以消肿,用于治疗肢体外伤后肿胀、帮助改善粗糙的皮肤等;硫酸镁制成注射剂静脉注射可产生抗痉挛、降压等作用。

## 二、药物的常用剂型

### (一)固体制剂

常用的固体制剂有散剂、片剂、胶囊剂、颗粒剂、丸剂等。

**1. 散剂** 又称粉剂,是指一种或多种药物经均匀混合而制成的干燥粉末状制剂,供内服或外用。

**2. 片剂** 指一种或多种药物经压制而成的分剂量片状或异形片状制剂。片剂具有含量准确、使用方便、便于保存和运输等优点,是临床应用最多的一种制剂,根据用法和作用不同,可有普通片、包衣片、舌下片、咀嚼片、含片、分散片、植入片、阴道片、缓释片和控释片等。

**3. 胶囊剂** 指将药物装于空胶囊壳中制成的固体制剂。目前常用的胶囊剂有软胶囊剂、硬胶囊剂、微型胶囊剂和肠溶胶囊剂。

**4. 颗粒剂** 又称为冲剂,是指药物(多半是中药)经加工制成体积小、干燥、易储存、颗粒状可用水溶解冲服的制剂。

**5. 丸剂** 又称丸药,是将药物细粉(多为中草药,常在 80 目以上)或药物提取物加适宜的黏合剂或辅料制成的圆球形固体制剂,供内服。黏合剂可用水、米糊、蜂蜜制成,分别称为水丸、糊丸、蜜丸,如六味地黄丸等。

### (二)注射剂

注射剂是指药物的灭菌溶液(包括混悬剂或乳浊液)以及供临用前配成溶液或混悬液的无菌粉末或浓溶液。有的药物在溶液中不稳定,则以其灭菌的干燥粉末封装于安瓿中,俗称粉针剂,临用时配成溶液供注射用,如青霉素钠粉针剂。注射剂具有作用迅速可靠、剂量准确的优点,适用于不宜口服药物和不能口服的患者。

### (三)液体制剂

液体制剂是指药物分散在液体分散递质中制成的液体形态的制剂,可供内服和外用。

**1. 内服液体制剂**

(1)合剂:是由两种或两种以上可溶性或不溶性药物制成的液体制剂,一般用水作溶媒,多供内服,如复方甘草合剂。

(2)糖浆剂:是指含药物、药物提取物或芳香物质的口服蔗糖水溶液,如小儿止咳糖浆。

(3)乳剂:是指互相不相溶的两种液体(通常是水和油的混悬液)经乳化而形成的溶液。有两种类型,一种是水分散在油中,称水包油乳剂;反之,则为油包水乳剂。水包油乳剂可用水稀释,多供内服;油包水乳剂可用油稀释,多供外用。

(4)混悬剂:是指难溶性固体药物以微粒状态分散在液体分散介质中所形成的非均匀的

液体制剂。

**2. 外用液体制剂**

（1）皮肤用液体制剂：如洗剂、搽剂等。

（2）五官科用液体制剂：如洗耳剂、滴耳剂、洗鼻剂、滴鼻剂、含漱剂、涂剂等。

（3）直肠、阴道、尿道用液体制剂：灌肠剂、灌洗剂等。

## （四）半固体制剂

**1. 软膏剂**　系药物与适宜的基质（如凡士林、植物油、液状石蜡等）均匀混合制成的一种易于涂布在皮肤上或黏膜上的半固体外用制剂，如氢化可的松软膏。专供眼部疾病使用的软膏剂又称眼膏剂，如红霉素眼膏。

**2. 乳膏剂**　指药物溶解或分散于乳状液型基质中而制成的一种均匀的稠厚乳状剂型，如氟氢可的松乳膏。

**3. 糊剂**　指大量的固体粉末（一般25%以上）与脂溶性或水溶性基质混合制成的制剂，如复方锌糊。

**4. 栓剂**　系供塞入人体不同腔道（如肛门、阴道等）的一种外用制剂。在常温下为固体，熔点应接近体温，进入腔道后在体温下迅速熔化或软化，逐步释放药物而产生局部或全身作用，如马应龙痔疮栓等。

**5. 浸膏剂**　指药物用适宜的溶液浸出有效成分，浓缩成的膏状或固体粉状制剂，如大黄浸膏。除特别规定外，浸膏剂的浓度每1 g相当于原药材2～5 g。

## （五）气雾剂

气雾剂是指药物和抛射剂（液体气体或压缩气体）一起，封装于带有阀门的耐压容器内的液体或粉状制剂。主要供呼吸道吸入，如沙丁胺醇气雾剂。也有的外用喷于皮肤黏膜表面，如云南白药气雾剂。

## （六）新剂型

**1. 缓释制剂**　指用药后能在较长时间内持续释放药物，以达到保持长效目的的制剂。如缓释片，其外观与普通片相似，但在药片外部包有一层半透膜，口服后，胃液通过半透膜，进入片内溶解部分药物，形成一定渗透压，使饱和药物溶液通过膜上的微孔，在一定时间内非恒速排出。待药物释放完毕，外壳即被排出体外。释放速度不受胃肠蠕动和pH值变化的影响，药物易被机体吸收，减少胃肠刺激和损伤，因而减少药物的副作用。

**2. 控释制剂**　指药物能在预定的时间内，自动地以所需要的预定速度释放，使血药浓度长时间维持在有效范围内的制剂。如硝苯地平控释片，可以维持24 h有效，疗效显著，而且避免了频繁服药的麻烦，既可提高用药的依从性，又保证用药安全、有效。

**3. 经皮吸收制剂**　指经皮肤敷贴方式用药，药物由皮肤吸收进入全身血液循环，并达到有效血药浓度的一类制剂，如避孕植入片。

**4. 靶向制剂**　指借助载体将药物通过局部给药或通过全身血液循环，选择性地浓集定位于靶点发挥作用的给药系统。靶点可是某种组织、器官、细胞内结构，起到定向作用，可提高药效、降低毒副作用，如吉非替尼片。

**5. 膜剂** 指药物与适宜的成膜材料经加工制成的膜状制剂。按剂型特点分为三类,一种是指药物均匀分散或溶解在药用聚合物中而制成的单层膜剂;另一种是在药物薄片外两面再覆盖以药用聚合物膜而成的夹心膜剂;再一种是由多层药膜叠合而成的多层膜剂。按给药途径分为口服膜剂、眼用膜剂、皮肤膜剂、黏膜膜剂、阴道用膜剂。

（严　菲）

# 第四章 药典及药品管理基本知识

## 一、药典与药品标准

### (一) 药典

药典是国家记载药品规格及质量标准的法典,是药物生产、检验、供应与使用的重要依据。一般由国家药典委员会组织编撰、出版,并由政府颁布施行,具有法律约束力。药典中收载的药物一般是医疗必需、疗效确切、毒副作用小、质量稳定的常用药物及其制剂,并明确规定其质量标准、制备方法、杂质含量、鉴别、功能主治及用法用量等。《中华人民共和国药典》(简称《中国药典》)分一部、二部、三部:一部收载中药材和中药成方及单方制剂;二部收载化学药品、生化药品、抗生素、放射性药品及药用辅料等;三部收载生物制品。

### (二) 药品标准

药品标准是国家对药品质量、规格及检验方法所做的技术规定,是药品生产、流通、使用、检验和管理部门共同遵循的法定依据,具有法规性质,属于强制性标准。

我国现行的药品标准分为二级。国家药品标准包括《中国药典》和部(局)颁标准和地方药品标准(包括各省、自治区、直辖市药品监督管理部门及卫生部门批准的)。凡正式批准生产的药品及药用辅料要执行《中国药典》和部(局)颁标准。中药材、中药饮片分阶段、分品种实施,暂可参照执行省、自治区、直辖市食品药品监督管理局制定的炮制规范。

## 二、国家基本药物

基本药物是指能够满足大多数人基本医疗卫生需求,剂型适宜、保证供应、基层能够配备、公众可公平获得的药品。国家基本药物则是各国根据自己的国情,结合各国的用药特点,参照国际经验,从临床各类药中遴选出来的具有代表性的药品,其主要特点是安全有效、临床必需、价格合理、使用方便、中西药并重。国家基本药物政策的实施,可有效保障基本药物的生产和供应,有利于保障群众基本用药权益,实现人人享有基本医疗卫生服务,体现社会公平,同时促进临床合理用药,防止药物滥用。

为规范药品生产供应及临床使用,我国卫生部(现更名为国家卫生和计划生育委员会)和国家医药管理总局(现更名为国家食品药品监督管理总局)首次于1981年8月颁布了《国家基本药物目录(西药部分)》,遴选出国家基本药物278种。此后,每两年公布一次《国家基本药物目录》。

## 三、药品的分类管理

为了保障公众用药安全有效、使用方便,我国于 2002 年 1 月 1 日正式对药品实施分类管理制度。根据药品品种、规格、适应证、剂量及给药途径不同,将药品分为处方药和非处方药。

**1. 处方药**　处方药简称 Rx 药,是指经国家卫生行政部门规定或审定,需凭执业医师或其他有处方权的医疗专业人员开具处方出售,并在医师、药师或其他医疗专业人员监督或指导下方可使用的药品。处方药有以下几种:

（1）刚上市的新药,对其活性或毒副作用还需进一步观察。

（2）可产生依赖性的药物,例如吗啡类镇痛药及某些镇静催眠药物等。

（3）本身毒性较大的药物,例如抗肿瘤药物等。

（4）用于治疗某些疾病所需的特殊药品,如治疗心脑血管疾病的药物,须经医师确诊后开处方并在医师指导下使用。

此外,据我国相关规定,处方药只准在专业性医药报刊上进行广告宣传,禁止在大众传播媒介进行广告宣传。

**2. 非处方药**　非处方药是指经过国家卫生行政部门规定或审定后,不需要医师或其他医疗专业人员开具处方即可自行购买和使用的药品。在美国,非处方药又称为柜台发售药品,简称 OTC。这些药物大都用于常见多发病的诊治,如感冒、发热、头痛、消化不良等。为了保证公众用药安全,中国非处方药目录中明确规定药物的使用时间、疗程,并强调指出"如症状未缓解或消失应向医师咨询"。非处方药是由处方药转变而来,相对于处方药具有应用安全、疗效明显、使用方便等优点,只要严格按照药品说明使用一般不会引起严重不良反应和药物依赖性。但是,仍然主张服用非处方药之前最好先向医师咨询。

## 四、药品批号、有效期和失效期

**1. 药品批号**　药品批号表示生产日期和批次,是指生产厂家给同一次投料、同一次生产工艺所生产的药品编排的号码。我国大多数药品批号采用六位数字表示,前两位数表示年份,中间两位数表示月份,末尾两位数表示日期。如批号 151201,表示该药为 2015 年 12 月 01 日生产。

**2. 药品有效期**　药品有效期是指药品在一定的储存条件下,能够保证药品质量的期限。如某药标明的有效期为 2017 年 8 月 20 日,即表示该药可用至 2017 年 8 月 20 日。

## 五、特殊管理药品

《中华人民共和国药品管理法》(简称《药品管理法》)规定,对麻醉药品、精神药品、医疗用毒性药品和放射性药品实行特殊管理,以保证其合法、合理使用,正确发挥其防治作用。

### （一）麻醉药品管理

麻醉药品指具有依赖性潜力的药品,连续使用、滥用或不合理使用,易产生生理依赖性和精神依赖性,能成瘾癖的药物。

我国生产和使用的麻醉药品:①阿片类:阿片粉、复方桔梗散和阿片酊。②吗啡类:吗啡、盐酸吗啡注射液、盐酸吗啡阿托品注射液和盐酸吗啡片。③盐酸乙基吗啡类:盐酸乙基吗啡、盐酸乙基吗啡片和盐酸乙基吗啡注射液。④可待因类:可待因、磷酸可待因、磷酸可待因注射液、磷酸可待因片和磷酸可待因糖浆。⑤福可定类:福可定和福可定片。⑥合成麻醉药类:哌替啶(杜冷丁)、哌替啶注射液、哌替啶片、安那度、安那度注射液、枸橼酸芬太尼注射液、美沙酮、美沙酮注射液、美沙酮片和二氢埃托菲等。

使用麻醉药品的医生必须具有医师以上专业技术职务,并经考核证明能正确使用麻醉药品。麻醉药品的每张处方,注射剂不得超过 2 日常用量;片剂、酊剂和糖浆剂等不超过 3 日常用量;连续使用不得超过 7 日。麻醉药品的处方应书写完整,字迹清晰,对签字医师姓名严格核对,配方和核对人员均应签名,并建立麻醉药品处方登记册。医务人员不得为自己开处方使用麻醉药品。

### (二) 精神药品管理

精神药品是指直接作用于中枢神经系统,使之兴奋或抑制,连续使用能产生依赖性的药品。我国生产和使用的精神药品分为两类:

**1. 第一类**　为不准在医药门市部零售的药,如哌甲酯(利他林)、司可巴比妥、安息香酸钠咖啡因、咖啡因、布桂嗪和复方樟脑酊。

**2. 第二类**　为定点药房可凭盖有医疗单位公章的医生处方零售的药,如异戊巴比妥、格鲁米特、苯巴比妥、地西泮、艾司唑仑、三唑仑等。

医生应根据医疗需要合理使用精神药品,严禁滥用。除特殊需要外,第一类精神药品处方每次不超过 3 日常用量,第二类精神药品处方每次不超过 7 日常用量。处方应留存 2 年备查,精神药品处方必须写明患者姓名、年龄、性别及药品名称、剂量和用法等。经营单位和医疗单位对精神药品购买证明和处方不得有任何涂改。

### (三) 医疗用毒性药品管理

医疗用毒性药品是指毒性剧烈,治疗剂量与中毒剂量相近,使用不当会使人中毒或死亡的药品。

毒性药品分类:①毒性中药:砒霜、雄黄、水银、斑蝥、蟾酥、生附子、生半夏、生川乌等。②毒性西药:去乙酰毛花苷、阿托品、洋地黄毒苷、三氧化二砷、毒扁豆碱、亚砷酸钾等。每次处方不得超过 2 日量。如发现处方有疑问,必须经原处方医师重新审定后再行调配。处方一次有效,取药后处方保存 2 年备查。

### (四) 放射性药品管理

放射性药品是指用于临床诊断或治疗疾病的放射性核素制剂及其标记物,包括裂变制品、放射性核素发生器及其配套药盒等。使用规定参考说明书。

### (五) 兴奋剂管理

**1. 兴奋剂管理**　指兴奋剂目录所列的禁用物质等,共有 7 大类,216 种。

(1) 依据国家《反兴奋剂条例》制定医院含兴奋剂药品的目录,并根据实际使用情况,定期调整。

（2）医院药事管理委员会负责医院含兴奋剂药品使用的管理、相关知识培训和有关制度制订及落实工作。药剂科相关人员负责含兴奋剂药品的采购、保管、使用、监督检查等管理工作，临床药师负责对含兴奋剂药品使用的指导工作。

（3）购入含兴奋剂的药品时，按规定立即贴上"运动员慎用"字样，否则不予临床销售。

（4）临床医师在为运动员开具处方时，应当首选不含兴奋剂目录所列禁用物质的药品；确需使用含有这类药品的，应当告知其药品性质和使用后果，在运动员按照国务院体育管理部门有关规定取得同意使用的证明后，方可为其开具含有兴奋剂药品的处方。急诊情况下使用含兴奋剂药品前，要取得运动员签字的知情同意书，并在处方上注明"运动员"字样。

（5）药剂科工作人员在为患者发放含有兴奋剂的药品时，也应当注意核实是否为运动员，防止运动员非法使用兴奋剂。发现含兴奋剂药品的处方且患者为运动员时，应当与开具处方的临床医师进一步核对，经确认无误后，方可调剂含兴奋剂的药品，并向运动员提供详细的用药指导。

（6）依照《药品管理法》的规定，参照我国有关特殊药品的管理措施对其使用环节实施严格管理；其他禁用物质，实施处方管理。处方保存 2 年备查。

**2. 常用的含兴奋剂的药品**

（1）含麻黄碱的药物：鼻炎片、大活络丸、急支糖浆、感冒胶囊等。

（2）含克伦特罗的药物：喘舒片、止喘灵气雾剂等。

（3）含吗啡的药物：肠胃宁、克咳、咳喘宁、小儿止泻灵等。

（4）含氢氯噻嗪的药物：溃疡宁片、脉君安片、珍菊降压片等。

（5）含士的宁的药物：万花油、风湿关节炎片、关节炎膏、颈腰康胶囊等。

# 六、药品的一般保管方法

药品如保管不当可发生变质，不仅造成药品的浪费，又影响疗效，甚至因毒性增加而发生意外。因此，药品应根据不同性质及剂型特点采用合理的储存保管方法。

**1. 宜避光保管的药品** 日光中的紫外线，能加速药品的氧化、分解，易使下列药品变质：①生物制品：肝素、核糖核酸、抑肽酶注射剂等。②维生素类：维生素 C、维生素 K、维生素 $B_1$、维生素 $B_2$、维生素 $B_6$、维生素 $B_{12}$ 片剂等。③平喘药：氨茶碱及茶碱制剂等。④肾上腺皮质激素：氢化可的松、醋酸可的松、地塞米松注射液等。⑤抗结核药：对氨基水杨酸钠、异烟肼、利福平片等。⑥止血药：酚磺乙胺、卡巴克络注射剂等。⑦抗休克药：多巴胺、肾上腺素、硝酸甘油、硝普钠等。⑧利尿药：呋塞米、布美他尼、氢氯噻嗪片等。⑨镇痛药：哌替啶、布洛芬胶囊等。⑩外用药：过氧化氢溶液等。

对见光易变质的药品应避光保存，采用的方法包括：①放在阴凉干燥、光线不易直射到的地方；②采用棕色瓶或用黑色纸包裹的玻璃容器包装，以防止紫外线的透入；③可储存于严密不透光的药箱内；④如必须保存于密闭的避光容器中的药品，尽量采用小包装。

**2. 宜密封保存的药品** 易吸湿而分解变质的药品：①维生素：维生素 $B_1$ 片、维生素 C 片及泡腾片等。②助消化药：淀粉酶片、胃蛋白酶片及散剂、含糖胃蛋白酶散、多酶片、酵母片等。③抗贫血药：硫酸亚铁片、乳酸亚铁片、葡萄糖酸亚铁片等。④镇咳平喘药：复方甘草合剂片、异丙肾上腺素片、氨茶碱片等。⑤解热镇痛药：阿司匹林片等。⑥镇静及抗癫痫药：溴化钾片、苯妥英钠片。⑦消毒防腐药：西地碘片、氯己定片等。

对易吸湿而变质的药品应密封保存,采用的方法包括:①可用软木塞塞紧玻璃瓶、蜡封、外加螺旋盖盖紧;②可采用石灰干燥器储存,一旦石灰吸湿成粉状应及时换掉;③控制药库内的湿度,保持相对湿度在 45%～75%,注意在晴朗干燥的天气,加强自然通风,当雾天、雨天或室外湿度高于室内时,应紧闭门窗,以防止室外潮气侵入。

**3. 宜低温保存的药品** 分为"阴凉处""凉暗处""冷处"保存三类。阴凉处储存指温度不超过 20 ℃;凉暗处储存指需要避光,且温度不超过 20 ℃;冷处储存指温度在 2～10 ℃。

(1) 需要在阴凉处储存的药品:①抗菌药物:头孢拉定、诺氟沙星、利福平等。②镇静催眠药:佐匹克隆等。③钙通道阻滞剂:维拉帕米、硝苯地平等。④抗心力衰竭药:洋地黄毒苷、地高辛、去乙酰毛花苷等。⑤解痉药:溴甲阿托品等。⑥肝胆疾病辅助药:硫普罗宁、水飞蓟素等。⑦血浆代用品:羟乙基淀粉(706 代血浆)。

(2) 需要在凉暗处储存的药品:①抗过敏药:色甘酸钠胶囊。②胃黏膜保护剂:胶体酒石酸铋、胃膜素等。③止吐药:甲氧氯普胺片剂及注射剂、昂丹司琼注射液等。④利胆药:熊去氧胆酸片等。⑤维生素:维生素 A 滴剂。⑥酶类制剂:胰蛋白酶、糜蛋白酶、玻璃酸酶、三磷酸腺苷注射液、溶菌酶片等。⑦氨基酸制剂:复方氨基酸注射剂。

(3) 需要在冷处储存的药品:①胰岛素制剂:胰岛素、胰岛素笔芯、重组人胰岛素等。②人血液制品:胎盘球蛋白、人血球蛋白、人血丙种球蛋白等。③抗毒素:精制破伤风抗毒素、精制白喉抗毒素、精制肉毒抗毒素等。④子宫兴奋药:缩宫素、麦角新碱、地诺前列酮、脑垂体后叶素注射剂。⑤抗凝药:尿激酶、凝血酶、链激酶等。⑥微生态制剂:双歧三联活菌胶囊。⑦抗心绞痛药:亚硝酸异戊酯吸入剂。

**4. 易发霉或虫蛀药品的保管** 各种动植物药如储存不当易发霉、虫蛀,为使中药材的外部形态和有效成分在储存期间尽量不发生变化,关键应严格控制水分和储存场所的温度、湿度、光照及空气的影响,使真菌不易生长繁殖。另外,药材进库前,应彻底清理库内,以杜绝虫源,必要时可对墙壁、地板、垫木以及一切缝隙喷洒适量的杀虫剂。

**5. 危险药品的保管** 危险药品指易受光、热、空气等外来因素影响而引起自燃、助燃、爆炸或具有强腐蚀性、刺激性、剧烈毒性或放射性的药品。危险药品包括:①易燃液体:如乙醚、乙醇、甲醇、松节油等。②自燃及遇火燃烧的药品:金属钾、钠、镁粉、锌粉及浸油的纤维药品等。③易爆炸品:苦味酸、硝化纤维、硝酸铵、高锰酸钾等。④剧毒性及杀害性药品:氰化物、亚砷酸及其盐类、汞制剂、可溶性钡制剂等。⑤腐蚀性药品:硫酸、硝酸、盐酸、甲酸、冰醋酸、苯酚、氢氧化钾、氢氧化钠等。⑥各种放射性药品:放射性碘等。

危险品应采取的保管办法:①应储存于危险品库内,不得与其他药品同库储存,并远离电源,严禁烟火,不准进行明火操作,并有消防安全设备(如灭火器等),同时应有专人负责保管;②危险品应根据其理化性质和危险程度分类堆放,特别是性质相抵触的药品、灭火方法不同的药品应隔离储存;③危险品的包装和封口必须坚实、牢固、密封,可用石蜡、石膏等封口,经常检查是否完整无损,如容器损坏,应及时更换处理。

(严 菲)

# 第五章 处方的基本知识

## 第一节 处方概述

处方(prescription)是指医疗和生产中关于药剂调制的一类重要书面文件。广义而言,凡制备任何一种药剂或制剂的书面文件,均可称为处方。狭义而言,2007 年 5 月 1 日起施行的《处方管理办法》明确规定:处方是由注册的执业医师和执业助理医师在诊疗活动中为患者开具的,由药学专业技术人员审核、调配、核对,并作为发药凭证的医疗用药的医疗文件。

### 一、处方的性质

处方具有法律性、技术性和经济性。

**1. 法律性**  因开具处方或调配处方所造成的医疗差错或事故,医师和药师分别负有相应的法律责任。医师具有诊断权和开具处方权,但无调配处方权;药师具有审核、调配处方权,但无诊断权和开具处方权。

**2. 技术性**  开具或调配处方者都必须由经过医药院校系统专业学习,并经资格认定的医药卫生技术人员担任。医师对患者做出明确诊断后,在安全、有效、经济的原则下,开具处方。药学专业技术人员应对处方进行审核,并按医师处方准确、快捷地调配,将药品发给患者使用。表现出开具或调配处方的技术性。

**3. 经济性**  处方是药品消耗及药品经济收入结账的凭证和原始依据,也是患者在治疗疾病,包括门诊、急诊、住院全过程中用药报销的真实凭证。

### 二、处方的分类

#### (一)按其性质分类

分为三种,即法定处方、医师处方和协定处方。

**1. 法定处方**  主要指《中国药典》、国家食品药品监督管理总局颁布标准收载的处方,具有法律的约束力。

**2. 医师处方**  医师为患者诊断、治疗和预防用药所开具的处方。

**3. 协定处方**  医院药剂科与临床医师根据医院日常医疗用药的需要,共同协商制订的处方。适于大量配制和储备,便于控制药品的品种和质量,提高工作效率,减少患者取药等候时间。每个医院的协定处方仅限于在本单位使用。

## （二）根据药品的安全性分类

**1. 处方药**　指必须凭执业医师或执业助理医师处方才可调配、购买和使用的药品。处方药一般包括：刚上市的新药、可产生依赖性的某些药物（如吗啡类镇痛药及某些精神类药物等）、抗肿瘤药、麻醉药等。

**2. 非处方药**　又叫柜台发售药（OTC），是指不需要医师的处方，患者可直接在药房或药店购买并使用的药物。非处方药是由处方药转变而来，是经过长期应用，确认有疗效、质量稳定，非医疗专业人员也能安全使用的药物。"OTC"的标志一般在药品最小包装盒外，印有药品名称的正面右上角，用黑体字印刷。

非处方药中又分为甲类和乙类。甲类非处方药的标志为红底黑色字体，表示只可以在医院、药店销售的药物；而乙类非处方药的标志为绿底黑色字体，表示不仅可以在医院、药店销售，还可以在超市、宾馆、小卖部等地方销售。说明乙类非处方药安全性更高，比如根据市场需要，可以在火车站小卖部售卖晕车药。

# 三、处方的格式和规范

## （一）颜色

处方单由各医疗机构按规定的格式统一印制，印刷用纸应根据实际需要用颜色区分，并在处方单右上角以文字注明。

普通处方的印刷纸为白色；急诊处方印刷纸为淡黄色，右上角标注"急诊"；儿科处方印刷纸为淡绿色，右上角标注"儿科"；麻醉药品和第一类精神药品处方印刷纸为淡红色，右上角标注"麻、精一"；第二类精神药品处方印刷纸为白色，右上角标注"精二"。

## （二）格式

**1. 前记**　包括医疗、预防、保健机构名称，费别，患者姓名、性别、年龄，门诊或住院病历号、科别或病区和床位号，临床诊断，开具日期等，并可添加特殊要求的项目。麻醉药品和第一类精神药品处方还应当包括患者身份证号码，代办人姓名、身份证号码。

**2. 正文**　正文以"Rp"或"R"（拉丁文 Recipe（请取）的缩写）标识，分列药品名称、剂型、规格、数量、用法用量。

**3. 后记**　后记有医师签名或加盖专用签章，药品金额以及审核、调配、核对、发药的药学专业技术人员签名或加盖专用签章。

审核、调配、核对、发药的药学专业技术人员签名的目的主要有三：①明示药师的责任；②严格执行处方管理办法，优良药房工作规范；③统计工作量或绩效考核。

目前部分医疗单位已经使用电子处方，医师使用计算机打印的电子处方格式要与手写处方一致。电子处方应当有严格的签名管理程序，必须设置处方或医嘱正式开具后不能修改的程序。药师核发药品时，应当核对打印的纸质处方与计算机上处方信息一致，无误后发药，并将打印的纸质处方与计算机上处方信息同时收存备查。

## 四、处方书写

### (一) 处方书写的基本要求

(1) 处方记载的患者一般情况、临床诊断应完整、清晰,并与病历记载相一致。

(2) 每张处方只限一名患者的用药。

(3) 处方字迹应当清楚,不得涂改。如有修改,必须在修改处签名并注明修改日期。

(4) 处方一律用规范的中文或英文名称书写。医疗、预防、保健机构或医师、药师不得自行编制药品缩写名或使用代号。书写药品名称、剂量、规格、用法、用量要准确规范,药品用法可用规范的中文、英文、拉丁文或者缩写体书写,不得使用"遵医嘱""自用"等含糊不清的语句。

(5) 年龄必须写实足年龄,新生儿、婴幼儿写日、月龄,必要时注明体重。西药、中成药可以分别开具处方,也可以开具一张处方。

(6) 化学药、中成药处方,每一种药品须另起一行。每张处方不得超过 5 种药品。

(7) 中药饮片应单独开具处方。中药饮片处方的书写,可按君、臣、佐、使的顺序排列;药物调剂、煎煮的特殊要求注明在药品右上方,并加括号,如布包、先煎、后下等;对饮片的产地、炮制有特殊要求的,应在药品名之前写明。

(8) 一般应按照药品说明书中的常用剂量使用,特殊情况需超剂量使用时,应注明原因并再次签名。

(9) 为便于药学专业技术人员审核处方,医师开具处方时,除特殊情况外必须注明临床诊断。

(10) 开具处方后的空白处应画一斜线,以示处方完毕。

(11) 处方医师的签名式样和专用签章必须与在药学部门留样备查的式样一致,不得任意改动,否则应重新登记留样备案。

(12) 医师开具处方应当使用经药品监督管理部门批准公布的药品通用名称、新活性化合物的专利药品名称和复方制剂药品名称,医师可以使用由卫生和计划生育委员会公布的药品习惯名称开具处方。

(13) 药品剂量与数量一律用阿拉伯数字书写。应当使用法定计量单位:重量以克(g)、毫克(mg)、微克($\mu$g)、纳克(ng)为单位;容量以升(L)、毫升(mL)为单位;有些以国际单位(IU)、单位(U)计算。片剂、丸剂、胶黏剂、散剂及颗粒剂分别以片、丸、粒、袋为单位;溶液以支、瓶为单位;软膏和乳剂以支、盒为单位;注射剂以支、瓶为单位,应注明含量;饮片以剂为单位。

处方的示例见表 5-1。

表 5-1 处方的示例

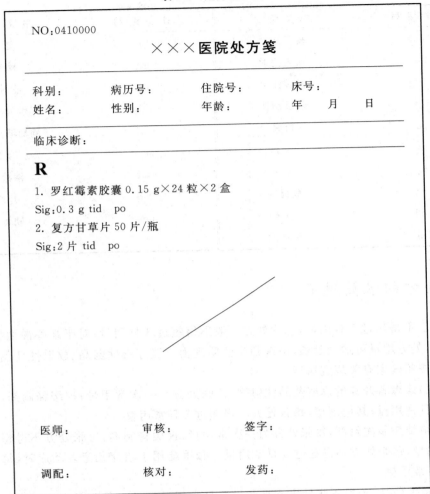

NO:0410000

# ×××医院处方笺

科别： 病历号： 住院号： 床号：

姓名： 性别： 年龄： 年 月 日

临床诊断：

**R**

1. 罗红霉素胶囊 0.15 g×24 粒×2 盒

Sig:0.3 g tid po

2. 复方甘草片 50 片/瓶

Sig:2 片 tid po

医师： 审核： 签字：

调配： 核对： 发药：

## (二) 处方中常见的外文缩写及含义

处方中常见的外文缩写及含义见表 5-2。

表 5-2 处方中常见的外文缩写及含义

| 外 文 缩 写 | 中 文 含 义 | 外 文 缩 写 | 中 文 含 义 |
|---|---|---|---|
| Sig | 标记,用法 | qd | 每日 |
| a. m | 上午 | qh | 每小时 |
| p. m | 下午 | qid | 每日 4 次 |
| a. c | 餐前服 | qn | 每晚 |
| p. c | 餐后服 | qod | 隔日 1 次 |
| bid | 每日 2 次 | h. s | 临睡时 |
| tid | 每日 3 次 | st | 立即 |
| p. r. n | 必要时 | aa | 各,各个 |

| 外 文 缩 写 | 中 文 含 义 | 外 文 缩 写 | 中 文 含 义 |
|---|---|---|---|
| ih | 皮下注射 | Co | 复方 |
| im | 肌内注射 | gtt | 滴剂 |
| iv | 静脉注射 | inj | 注射剂 |
| ivgtt | 静脉滴注 | NS | 生理盐水 |
| po | 口服 | GS | 葡萄糖注射液 |
| ss | 一半 | mist | 合剂 |
| aq | 水剂 | sol | 溶液剂 |
| Cap | 胶囊剂 | tab | 片剂 |
| add | 加至 | ung | 软膏剂 |
| Dil | 稀释的 | | |

## 五、处方的限量规定

处方一般不得超过 7 日用量;急诊处方一般不得超过 3 日用量;对于某些慢性病、老年病或特殊情况,处方用量可适当延长,但医师应注明理由。医疗毒性药品、放射性药品的处方用量应当严格按照国家有关规定执行。

为门(急)诊患者开具的麻醉药品注射剂,每张处方为一次常用量;控缓释制剂,每张处方不得超过 7 日常用量;其他剂型,每张处方不得超过 3 日常用量。

第一类精神药品注射剂,每张处方为一次常用量;控缓释制剂,每张处方不得超过 7 日常用量;其他剂型,每张处方不得超过 3 日常用量。哌甲酯用于治疗儿童多动症时,每张处方不得超过 15 日常用量。

第二类精神药品,一般每张处方不得超过 7 日常用量。对于慢性病或某些特殊情况的患者,处方用量可以适当延长,医师应当注明理由。

为门(急)诊癌症疼痛患者和中、重度慢性疼痛患者开具的麻醉药品、第一类精神药品注射剂,每张处方不得超过 3 日常用量;控缓释制剂,每张处方不得超过 15 日常用量。其他剂型,每张处方不得超过 7 日常用量。

为住院患者开具的麻醉药品和第一类精神药品处方应当逐日开具,每张处方为 1 日常用量。

## 六、处方的保管

每日处方应按普通药及控制药品分类装订成册,妥善保存,便于查阅。

处方由调节处方药品的医疗机构妥善保存。普通处方、急诊处方、儿科处方保存期限为 1 年,医疗毒性药品、第二类精神药品处方保存期限为 2 年,麻醉药品和第一类精神药品处方保存期限为 3 年。

处方保存期满后,经医疗机构主要负责人批准、登记备案,方可销毁。

# 第二节　处方调配、核查与发药

## 一、处方调配

### (一) 四查十对

《处方管理办法》中明确提出,在调剂处方过程中必须做到"四查十对",四查十对是:查处方,对科别、姓名、年龄;查药品,对药名、剂型、规格、数量;查配伍禁忌,对药品性状、用法用量;查用药合理性,对临床诊断。

药师在审查过程中发现处方中有不利于患者用药的地方或其他疑问时,应拒绝调配,并联系处方医师进行干预,经医师改正并签字确认后,方可调配。对发生严重药品滥用和用药失误的处方,应当按有关规定报告。

### (二) 处方调配的注意事项

(1) 仔细阅读处方,按照药品的顺序逐一调配。

(2) 对贵重药品、麻醉药品等分别登记入账。

(3) 调配药品时应检查药品的批准文号,并注意药品的有效期,以确保使用安全。

(4) 药品调配齐全后,与处方逐一核对药品名称、剂型、规格、数量和用法,准确、规范地书写标签。

(5) 对需特殊保存条件的药品应加贴醒目标签,以提示患者注意,如 2～10 ℃冷处保存。

(6) 尽量在每种药品上分别贴上用法、用量、储存条件等标签,并正确书写药袋或粘贴标签。

特别注意标识以下几点:①药品通用名或商品名、剂型、剂量和数量;②用法用量;③患者姓名;④调剂日期;⑤处方号或其他识别号;⑥药品储存方式和有效期;⑦有关服用注意事项;⑧调剂药房的名称、地址和电话。

(7) 调配好一张处方的所有药品后再调配下一张处方,以免发生差错。

(8) 核对后签名或盖章。

### (三) 特殊调剂

根据患者个体化用药的需要,药师应在药房中进行特殊剂型或剂量的临时调配,如稀释液体、研碎药片并分包、分装胶囊、制备临时合剂、调配软膏剂等,应在清洁环境中操作,并做记录。

## 二、核查与发药

### (一) 核查

处方药品调配完成后由另一药师进行核查。内容包括再次全面认真审核一遍处方内容,逐个核对,逐个检查药品的外观质量是否合格(包括形状、色、嗅、味和澄明度),有效期等均应确认无误后,检查人员签字。

### (二)发药

发药是处方调剂工作的最后环节,要使差错不出门,必须把好这一关。

(1)核对患者姓名,最好询问患者所就诊的科室,以确认患者。

(2)逐一核对药品与处方的相符性,检查药品剂型、规格、剂量、数量、包装,并签字。

(3)发现处方调配有错误时,应将处方和药品退回调配处方者,并及时更正。

(4)发药时向患者交代每种药品的使用方法和特殊注意事项,同一种药品有2盒以上时,需要特别交代。向患者交付处方药时,应当对患者进行用药指导。

(5)发药时应注意尊重患者隐私。

(6)如患者有问题咨询,应尽量解答,对较复杂的问题可建议到药物咨询窗口。

# 第三节 处方调配差错的防范和处理

## 一、处方调配差错的防范

**1. 差错的内容** 差错的内容包括:①药品名称出现差错;②药品调剂或剂量差错;③药品与其适应证不符;④剂型或给药途径差错;⑤给药时间差错;⑥疗程差错;⑦药物配伍有禁忌;⑧药品标识差错如贴错瓶签、错写药袋及其他。

**2. 差错的类别** 差错的类别包括:①客观环境或条件可能引起的差错(差错未发生);②发生差错但未发给患者(内部核对控制);③发给患者但未造成伤害;④需要监测差错对患者的后果,并根据后果判断是否需要采取预防或减少伤害的措施;⑤差错造成患者暂时性伤害;⑥差错对患者的伤害可导致患者住院或延长患者住院时间;⑦差错导致患者永久性伤害;⑧差错导致患者生命垂危;⑨差错导致患者死亡。

**3. 出现差错的原因** 引起处方差错的原因有:①调配工作时精神不集中或业务不熟练;②选择药品错误;③处方辨认不清;④缩写不规范;⑤药品名称相似;⑥药品外观相似;⑦分装;⑧稀释;⑨标签;⑩其他。

**4. 差错的防范和处理** 药师在调配药品全程的各环节中,必须增强责任心和集中注意力,做到将正确的药品和准确的数量发给相应的患者。每个环节的工作人员必须掌握必要的预防措施以减少和预防调配错误的发生;同时指导和提示患者正确应用药品,提高疗效,减少药品不良反应的发生。

在调配处方过程中严格遵守《药品管理法》《药品经营质量管理规范》《医疗机构药事管理规定》《药品不良反应报告和监测管理办法》等有关法律、法规以及医疗单位有关医疗行为的各项规定。

严格执行有关处方调配的各项管理及工作制度,熟知工作程序及工作职责,保障患者用药安全。

建立"差错、行为过失或事故"登记(时间、地点、差错或事故内容与性质、原因、后果、处理结果及责任人等),对差错及时处理,严重者及时报告。

建立首问负责制,无论所发生的差错是否与己有关,第一个接到患者询问、投诉的药师必须负责接待患者或其家属,就有关问题进行耐心细致的解答,并立即处理或向上级药师报告。不得推诿和逃避患者及家属的询问和投诉,以免事态的进一步扩大。

为减少和预防差错的发生,需遵守下列规则。

(1)药品储存:①药品的码放应有利于药品调配,药品可按中、英文的首字母顺序,或药理作用系统,或制剂剂型进行分类;②只允许受过训练并经授权的药学人员往药品货架码放药品,并确保药品与货架上的标签严格对应(药品名称、规格);③相同品种而不同规格的药品分开码放;④包装相似或读音相似的药品分开码放;⑤在易发生差错的药品码放的位置上,可加贴醒目的警示标签,以便药师在配方时注意。

(2)调配处方:①调配处方前先读懂处方所写的药品名称、剂型、规格与数量,有疑问时绝对不可猜测,可咨询上级药师或通过电话与处方医师联系;②一张处方药品调配结束后再取下一张处方,以免发生混淆;③粘贴标签时再次与处方逐一核对;④如果核对人发现调配错误,应将药品和处方退回配方人,并提示配方人注意改正。

(3)发药:①确认患者的身份,以确保药品发给相应的患者;②对照处方逐一向患者交代每种药品的使用方法,可帮助发现并纠正配方和发药中的差错;③对理解服药标签有困难的老年人,需耐心仔细地说明药品的用法并辅以更详细、明确的服药标签;④在承接的用药咨询服务中提示或确认患者及家属了解药品的用法。

(4)制订明确的差错防范措施:①制订并公示标准的药品调配操作规程,可有助于提醒工作人员在工作中注意操作要点;②保证轮流值班人员的数量,减少由于疲劳而导致的调配差错;③及时让工作人员掌握药房中新药的信息;④发生差错后,及时召开讨论会,分析和检查出现差错的原因、后果和杜绝措施,及时让所有的工作人员了解如何规避类似差错的发生;⑤定期召开工作人员会议,接受关于差错隐患的反馈意见,讨论并提出改进建议;⑥合理安排人力资源,调配高峰时间适当增加调配人员,管理和辅助工作可安排在非调配高峰时间。

## 二、调配差错的应对原则和报告制度

所有调配差错必须及时向部门负责人报告,进行登记,明确责任,并由部门负责人向药房主任(或药店值班经理)报告,及时与患者的家属联系以更正错误,并致歉(如发生严重的不良反应或事故,应及时通报医院主管领导并采取相应措施)。部门负责人应调查差错发生的经过、原因、责任人,分析出现差错危害的程度和处理结果。

差错的处理应遵循下列步骤。

(1)建立本单位的差错处理预案。

(2)当患者或护士反映药品差错时,必须立即核对相关处方的药品;如果是发错了药品或发错患者,药师应立即按照本单位的差错预案迅速处理并上报部门负责人。

(3)根据差错后果的严重程度,分别采取救助措施,如请相关的医师帮助救治或治疗,到病房或患者家中更换药品,致歉、随访,取得谅解。

(4)若遇到患者自己用药不当、请求帮助,应积极提供救助指导,并提供用药教育。

(5)进行彻底的调查并向药房主任或药店经理提交一份药品调配差错报告,报告应涵盖以下内容:①差错的事实;②发现差错的经过;③确认差错发生的过程、细节;④经调查确认导致差错发生的原因;⑤事后对患者的安抚与差错处理;⑥保存处方的复印件。

(6)改进措施:①药房主任或药店经理应修订处方调配工作流程,以利于防止或减少类似差错的发生;②药房主任或药店经理应将发生的重大差错向医疗机构、行政管理部门报告,由医疗机构管理部门协同相关科室,共同杜绝重大差错的发生。

(7)填写药品调配差错报告。

(吴 倩)

# 第六章　药理学实验设计的基本知识

## 一、实验设计的基本原则

药理学研究的目的是通过动物实验来认识药物作用的特点和规律,为开发新药和评价药物提供科学依据。药理学实验设计与学生实验不同,学生实验主要是对现有的药物的作用及其作用规律进行验证的研究,学生只需要观察实验结果是否与原实验结果相符,学生通过药理学实验,学习到药理学知识。由于生物学研究普遍存在的个体差异,要取得精确、可靠的实验结论必须进行科学的实验设计,因此必须遵循以下基本原则。

### (一) 重复

重复包括两方面的内容,即良好的重复稳定性(或称重现性)和足够的重复数,两者含义不同又紧密联系。就是用一个动物,做一次实验,不能做出结论,用第二个动物,再做同样的实验,就是重复。

一般来讲,实验重复的次数越多,结论越正确,越可靠。有了足够的重复数才会取得较高的重现性,但实验次数越多,人力物力消耗越大。药理学实验主要根据统计学的要求来确定实验的重复数。必须选择相应的适当的重复数。

统计学中的显著性检验规定的 $P<0.05$ 及 $P<0.01$ 反映了重现性的高低, $P$ 表示不能重现的概率。在已达到良好的重现性的条件下,如果 $P$ 值相同,重复数越多的实验,其价值越小。它说明实验误差波动太大,或是两药的均数相差太小。前者提示实验方法应予改进,后者提示两药药效的差别没有临床意义。可见,靠增加实验例数来提高重现性是有一定限度的。

**1. 实验重复数的质量**　除了重复数的数量问题外,还应重视重复数的质量问题。要尽量采用精密、准确的实验方法,以减少实验误差。同时应保证每次重复都在同等情况下进行,即实验时间、地点、条件,动物品系、批次,药品厂商、批号,临床病情的构成比或动物病理模型的轻重分布应当相同。质量不高的重复,不仅浪费人力和物力,有时还会导致错误的结论。

**2. 药理学实验设计中的例数问题**　实验结论的重现性与可靠性同实验例数有关,实验质量越高,误差越小,所需例数越少,但最少也不能少于基本例数。

实验动物的基本例数如下。

小型动物(小白鼠、大白鼠、鱼、蛙):计量资料每组 10 例,计数资料每组 30 例。

中型动物(兔、豚鼠):计量资料每组 6 例,计数资料每组 20 例。

大型动物(犬、猫、猴、羊):计量资料每组 5 例,计数资料每组 10 例。

### (二) 随机

随机指每个实验对象在接受处理(用药、化验、分组、抽样等)时,都有相等的机会,随机而定。随机可减轻主观因素的干扰,减少或避免偏差,是实验设计中的重要原则之一。

随机抽样的方案有以下几种。

**1. 单纯随机** 所有个体(患者或动物)完全按随机原则(随机数字表或抽签)抽样分配。本法虽然做到绝对随机,但在例数不多时,往往难以保证各组中性别、年龄、病情轻重等的构成比基本一致,在药理学实验中较少应用。

**2. 均衡随机** 又称分层随机。首先将易控制且对实验影响较大的因素作为分层指标,人为地使各组在这些指标上达到均衡一致。再按随机原则将各个体分配到各组,使各组在性别、年龄、病情轻重的构成比上基本一致。该法在药理学实验中常用,如先将同一批次动物(种属、年龄相同)按性别分为 2 大组,雌雄动物总数应当相同(雌雄各半)。每大组动物再分别按体重分笼,先从体重轻的笼中逐一抓取动物,按循环分组分别放入各组的笼中,待该体重动物分配完毕后,从体重第二轻的笼中继续抓取动物分组……直至体重最重的笼中动物分配完毕。

**3. 均衡顺序随机** 该法主要用于临床或动物病理模型的抽样分组。即对病情、性别、年龄等重要因素进行均衡处理,其他次要因素则仅做记录,不作为分组依据。先根据主要因素画一个分层表,然后根据患者就诊顺序依次按均衡的层次交替进行分组。例如,准备将病情及性别加以均衡进行单独临床试验分组,具体情况见表 6-1(患者总数为 22 人),最后分组结果达到病情及性别基本均衡。

**表 6-1 均衡顺序随机分组表**

| 均衡层次 | | 开始组别 | 按就诊顺序分层交替分为 A、B 组 | 共计/(人) | |
|---|---|---|---|---|---|
| 病情 | 性别 | | | A 组 | B 组 |
| 病重 | 男(M) | A | 1A,2B,3A,4B,5A,6B,11A,13B | 4 | 4 |
| | 女(F) | B | 7B,15A,16B,17A,18B | 2 | 3 |
| 病轻 | 男(M) | B | 8B,9A,10B,19A,20B,22A | 3 | 3 |
| | 女(F) | A | 12A,14B,21A | 2 | 1 |

## (三) 对照

对照是比较的基础,没有对照就没有比较,没有鉴别。对照分组的类型很多,将在后面介绍。对照应符合"齐同可比"的原则,除了要研究的因素(如用药)外,对照组的其他一切条件应与给药组完全相同才有可比性。

**1. 分组的类型**

(1) 阴性对照组:即不含研究中处理因素(用药)的对照,应产生阴性结果。有三种处理方式:①空白对照:不给任何处理的对照,多用于给药前后对比,两组对比时较为少用。②假处理对照:经过除用药外的其他一切相同处理(麻醉、注射、手术等),所用注射液体 pH 值、渗透压、溶媒等均与用药组相同,可比性好,两组对比时常用。③安慰剂对照:用于临床研究,采用外形、气味相同,但不含主药(改用乳糖或沉淀粉)的制剂作对照组药物,以排除患者的心理因素的影响。

(2) 阳性对照组:采用已肯定疗效的药物作为对照,应产生阳性结果。如果没有阳性结果出现,说明实验方法有待改进。①标准品对照:采用标准药物或典型药物作为对照,以提供对比标准,便于评定药物效价。②弱阳性对照:采用疗效不够理想的传统疗法或老药作为对照,可代替安慰剂使用。

(3) 实验用药组:①不同剂量:可阐明量-效关系,证明疗效确由药物引起;还可避免因剂量选择不当而错误淘汰有价值的新药。一般采用 3～5 个剂量组,离体平滑肌实验组间剂量比为 10,整体脏器活动为 3.16 或 2,整体效应为 1.78 或 1.41。②不同制剂:将提取的各种有效组分不同提取部分或不同方式提取的产物,同时进行药效对比,以了解哪种最为有效。③不同组合:用于分析药物间的相互作用,多采用正交设计法安排组合方式。

**2. 对比的性质**

(1) 自身对比:又称同体对比、前后对比。为同一个体用药前后或身体左右侧用药的对比,可大幅度减少个体差异,但要注意前后两次机体状况是否有自然变异。

(2) 配对对比:采用同种、同窝、同性别、同体重的动物,一一配对,可减少实验误差,提高实验效率,但要注意不可滥用。

(3) 组间对比:药理实验中应用最广的对比。注意非用药因素要尽可能一致,以减少误差。

**3. 特殊的对比**

下面几种对比是对比的特殊情况。

(1) 交叉对比:同一个体前后两次分别接受甲乙两药治疗。一组动物先用甲药,后用乙药;另一组动物先用乙药,后用甲药。两次用药期间可根据实验性质休息一定时间,以避免前药对后药的影响。动物实验或临床研究中均可应用,主要适用于病程较长的疾病或病理模型。

(2) 历史对比:利用个人既往经验、过去的病历记录或历史文献资料作为对比。可比性差,除癌症、狂犬病等难治疾病外,最好不用。

(3) 双盲对比:主要用于临床研究,可减少医师和患者两方面的心理因素影响。实验中患者和观察病情的医师都不知道谁是用药组,谁是对照组,只有主持研究者保留名单,以决定具体治疗措施和分析实验结果。双盲对比为新药临床研究中必不可少的方法之一。


# 二、设计性实验


## (一) 目的和要求

在基本掌握药理学实验方法和技术的基础上,通过学生自选实验题目、自行设计和操作,并对实验结果、实验数据做出科学的处理和分析,最终以正式论文的格式和要求对本次实验做出总结。目的是培养学生良好的科学思维,严谨的科学作风和解决实际问题的能力。

## (二) 方式和安排

设计性实验以学生为主,自行选择和设计实验内容,并独立完成。因此,安排 3 次实验。

**1. 第 1 次实验**　讨论和论证自选实验题目、内容和实验设计。要求学生以实验小组作为基本单位,于课前做好准备,即拟定实验题目(可备选 1～2 个题目),做好实验设计。在课堂上,每小组推选一人作为代表,报告实验题目、选题依据和实验设计的可行性,经过全班同学和老师共同讨论,最后决定是否通过。通过实验方案小组,要充分做好实验操作前的各项准备工作,如动物的取材、药品和试剂的配制、仪器的调试、动物分组以及实验操作过程中可能出现的问题等,做到实验前心中有数,保障实验顺利进行。

**2. 第2次实验**  进行实验操作。以实验小组为单位,按通过的实验方案进行实验,并做好实验记录和分析实验结果。在实验操作过程中,注意仪器设备的调整和正确使用,注意动物的麻醉和给药剂量的准确性,并客观地记录各种实验结果,结合理论知识对实验结果做出正确的分析和科学的评价。

**3. 第3次实验**  总结和报告实验结果。实验结束后,要求以实验小组为单位,对实验结果进行处理,并按有关医学论文的格式,撰写实验报告。在实验课中,每小组选出一位代表,对所做的实验进行论文报告和答辩。实验指导教师根据每组实验报告以及对知识点掌握的情况,做出评分和实验技能方面的考核。

## (三)题目的选择与实验设计

**1. 题目的选择**  本次实验中题目的选择是至关重要的,决定该项研究的工作价值和实验的成功率。一般实验题目的选择从以下几个方面着手:

(1)创新性:所谓创新,就不是简单的重复,而是要具有新意,敢于做别人没有做过的事情。这里要求在选择题目之前,检索国内外的文献和科研新资料,在教研室能提供的条件下,尽可能保证所选题目的新颖性。

(2)目的性:此项实验研究要解决什么问题,达到什么目的,这是在选题之前要思考的。一般研究的目的主要是阐明生命的现象、病理变化、发病机制、药物防治作用和作用机制等,具有理论性和实用性。

(3)科学性和可行性:实验设想要有科学依据,而不是凭空想象。这里要有科学的构思、充分的论证和严密的设计,并在实践中进行证明。同时,在选择和设计实验题目的过程中,还要考虑到实验的可行性,即进行实验研究所必需的实验条件,这是实验得以进行的必要前提。

**2. 实验设计的基本要求**

(1)明确实验目的和意义。

(2)确定实验组和对照组。

(3)决定实验方法和观察指标。

(4)动物和实验模型的选择。

(5)对动物进行抽样与分组。

(6)确定给药剂量。

(7)做好给药途径、药物剂型和观察时间的安排。

**3. 实验设计报告**

实验设计报告格式如下(表6-2)。

表 6-2　实验设计报告

研究题目：

理论依据及研究现状：

研究内容：

研究方法：

实验对象：　　　　　　性别：　　　　　　规格：　　　　　　数量：

实验组与对照组的处理：

观察指标：

实验步骤：

仪器与药品：

预期实验结果：

设计人：

## （四）具体实施步骤

**1. 选定实验题目**　选择并确定好实验的题目。

**2. 实验设计准备**

（1）进行有关实验题目的理论知识的学习。

（2）进行实验设计方法的学习。

（3）熟悉与实验操作有关的仪器。

（4）预习有关的实验方法。

**3. 实验准备**

（1）材料，如动物、药品、试剂、器材等。

（2）方法，如实验分组、操作、结果记录和处理等。

（3）预期实验结果。

**4. 实验操作**

（1）调整所用的仪器、设备。

（2）动物捉拿、固定、麻醉及手术过程。

（3）给药。

（4）实验结果的测定、记录、处理。

**5. 实验总结**　实验总结报告要求按有关医学论文的格式，以小组为单位进行撰写。

**6. 指导过程**　实验以学生为主体，教师仅担任指导工作，各实验小组均有指定的教师在实验过程中对选题、实验设计、实验准备、实验操作和论文撰写等方面给予必要的指导。

## （五）研究论文的书写

**1. 题目（title）**　题目应包括被试因素、受试对象、试验效应及变化特点等。力求准确概括论文的性质、内容以及创新之处，关键词汇使用要恰当。题目字数一般为 20～30 个字或 100 个英文印刷符号以内，例如《×××注射液对麻醉犬血流动力学的影响》。

**2. 摘要（abstract）与关键词（key words）**　摘要可置于论文的开始，构成研究论文的一部分。摘要部分要求紧扣主题，观点鲜明，简单扼要，重点突出，充分体现本研究的创新之处，一般为 100～300 个字。摘要的写作多采用结构式，包括目的（objective 或 aim）、方法（method）、结果（result）与结论（conclusion）。关键词也称主题词或索引词，可以是单词或短语，列出关键词便于图书索引与读者检索。

**3. 引言（introduction）**　从叙述与主题相关的已知的一般知识开始，进入该主题特定领域研究现状，然后提出本论文要解决的问题。引言的字数为 300～600 字，约占全文的 1/10。引言不同于摘要，论文的结论不列在引言中。

**4. 材料与方法（material and method）**

（1）受试对象：说明动物的来源、性别、体重、年龄、饲养条件、健康状况、麻醉及手术方法。

（2）实验材料：所用化学药品（含量、产地、规格、批号），实验仪器（名称、来源、规格、批号等）。

（3）被试因素：描述被试因素与受试对象的组合原则，对照设置，被试因素作用的方法、时间与强度等。

（4）观察指标与实验步骤：说明观察指标的种类、特点及处理过程和测定方法等，并按实验过程和先后顺序逐一介绍。

（5）统计学数据处理：统计量的表示方法（如平均值±标准差），差异显著性检验方法及其评定标准。

**5. 结果（result）**

（1）文字描述。

（2）以表格或图提供具体数据。

表格制作：表格一般采用"三线表"，即顶线、标目线和底线三条横线构成栏头、表身。一般行头标示组别，栏头标示反应指标。表格应有序号与表题。表底下方可加必要的注释。表格样式可参见表 6-3。

表 6-3　×××注射液对麻醉犬平均动脉压的影响($\overline{X} \pm S, n=6$)　（mmHg）

| 给药前 | 给药后 15 min | 给药后 30 min | 给药后 60 min | 给药后 120 min |
|---|---|---|---|---|
| 81.00±21.58 | 87.00±20.08 | 90.00±18.47 | 88.00±17.39 | 86.2±15.60 |
| 81.96±13.93 | 74.25±16.00 | 71.61±16.77 | 67.51±22.64 | 66.48±18.15 |
| 79.52±12.65 | 66.31±14.78 | 65.72±13.41 * | 70.10±8.92 * | 67.71±11.13 * |
| 73.74±13.45 | 63.60±17.32 * | 65.42±19.13 * | 68.09±14.46 * | 64.92±17.27 |
| 79.28±13.07 | 76.71±15.39 | 76.56±18.37 | 72.65±16.21 | 69.75±19.64 |

注：* 与实验组比较，$P<0.05$。

图的绘制：一般以柱形图高度表示非连续性资料的大小，以线图、直方图或散点图表示连续性或计量资料的变化，以点图表示双变量之间的关系。

**6. 讨论（discussion）**　讨论是对实验结果进行论证、分析，是论文学术水平的反映。一般对引言中所提出的问题进行回答、论证与解释，并突出本项研究工作的创新点和客观评价研究方法或结果的局限性与不一致性。

**7. 参考文献（reference）**　选择参考文献一般应遵循有效、易获得，以及新而精的原则。

（吴　倩）

# 下　篇

# 药理学实验

# 第七章 总 论

## 实验一 不同给药剂量对药物作用的影响

本实验共 2 个学时。

【目的】

（1）观察不同剂量时药物作用的差异。

（2）练习小白鼠的捉拿和腹腔注射法。

【原理】 药理效应与药物剂量在一定范围内成正比，称为剂量-效应关系。药物效应的强弱呈连续增减的变化，可用具体数量或最大反应的百分率表示的称为量反应，如果药理效应不随药物剂量或浓度呈连续性量的变化，则表现为反应性质的变化，称为质反应。一般药物剂量过小，药物作用不明显；剂量过大，则可能出现不良反应，甚至毒性反应。

【动物】 小白鼠 3 只。

【器材与药品】

**1. 药品** 2%水合氯醛溶液、染料。

**2. 器材** 电子天平、5 mL 注射器 3 支、1000 mL 烧杯 3 个、弯盘 1 个、止血钳 1 把、酒精棉球、干棉球。

【方法】 取小白鼠 3 只，称重编号，观察各鼠的正常活动后，分别腹腔注射 2%水合氯醛溶液 0.05 mL/10 g、0.15 mL/10 g、0.5 mL/10 g。给药后分别放入鼠盒内，观察、比较小白鼠的活动情况，记录作用发生的时间和症状，并比较三鼠有何不同。

【结果记录】

| 鼠号 | 体重/g | 药物及剂量 | 用药反应及发生时间 |
|---|---|---|---|
| 甲 | | | |
| 乙 | | | |
| 丙 | | | |

【注意事项】

（1）药物必须准确注射到腹腔，给药量要准。

（2）捉拿小白鼠时应严格按操作进行，以免被咬伤。

（3）观察现象应尽量保持安静，以免惊扰小白鼠，影响观察效果。

【讨论】

（1）不同剂量时药物作用的差异是怎样的？

（2）水合氯醛产生了哪些作用？

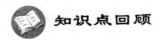 知 识 点 回 顾

## 一、基本概念

剂量指用药的分量,剂量大小与药物作用关系密切。在一定范围内,剂量越大,作用就越强。但超过一定范围,剂量不断增加,血药浓度继续升高,则会引起毒性反应,甚至中毒死亡。下面是几个剂量范围。

1. **最小有效量**　能够使机体产生药物效应的最小剂量。
2. **极量**　出现最大治疗作用,但尚未引起毒性反应的量。
3. **最小中毒量**　在极量的基础上,再增加剂量可致中毒症状的量。
4. **常用量**　比最小有效量高而比极量低的治疗应用剂量。
5. **安全范围**　指最小有效量和最小中毒量之间的范围,此范围越大,用药越安全。

## 二、相关药物

本次实验,用水合氯醛作为实验药物,旨在考察相同的给药途径、不同的给药剂量,对动物产生的效应。

小白鼠的腹腔注射法,是常用的实验动物给药途径,因为小白鼠体型小、体重轻,腹腔注射方便,且药物吸收较快,易在较短时间内观察到药物的效应。给予小白鼠腹腔注射水合氯醛,剂量逐渐增加时,观察小白鼠出现的反应;小白鼠的反应强度随着剂量的增加,而出现中枢神经的抑制作用逐渐增强,表现为活动减少,或站立不动,或进入睡眠,或出现昏迷等中毒反应。

### 水 合 氯 醛

#### (一) 药理作用

本品口服易吸收,治疗量有催眠作用,服后 15 min 起效,维持 6～8 h,不缩短快动眼时相,无后遗效应。大剂量可呈现抗惊厥作用。

#### (二) 临床用途

临床用于催眠,尤其适用于顽固性失眠或对其他催眠药无效的失眠;大剂量也可用于子痫、破伤风、小儿高热及中枢兴奋药中毒所致的惊厥。

#### (三) 不良反应

久用可产生耐受性和依赖性,口服引起恶心、呕吐。

#### (四) 用法

对胃有刺激,稀释后口服或灌肠。

## （五）注意事项

不宜用于胃炎及胃溃疡患者。

（刘玲丽）

# 实验二　给药途径对药物作用的影响

本实验共 2 个学时。

【目的】

（1）观察不同给药途径对药物作用的快慢和强弱的影响。

（2）学习小白鼠不同途径的给药方法。

【原理】　给药途径不同可直接影响药物效应的快慢和强弱，依据药效出现时间从快到慢，其顺序一般为：静脉注射、吸入、腹腔注射、舌下给药、肌内注射、皮下注射、口服、直肠给药、皮肤给药。本实验我们只选用静脉注射、腹腔注射、肌内注射、皮下注射、口服这五种给药方式。

戊巴比妥钠溶液对中枢神经系统有抑制作用，因剂量不同而表现出镇静、催眠、抗惊厥等不同作用。其作用机制与苯巴比妥相似，可能是由于阻断脑干网状结构上行激活系统使大脑皮层转入抑制；为中效催眠药，持续时间 3～6 h，主要用于催眠、镇静、抗惊厥以及麻醉前给药。

【动物】　20～22 g 小白鼠（禁食 12 h）6 只。

【器材与药品】

**1. 药品**　3.5％硫酸镁溶液、3％KCl 溶液、0.42％戊巴比妥钠溶液。

**2. 器材**　电子天平、1 mL 注射器 4 支、小白鼠灌胃针头、1000 mL 烧杯 6 个、弯盘 1 个、止血钳 1 把、酒精棉球、干棉球。

## 灌胃和腹腔注射给硫酸镁的药效比较

【观察指标】　动物活动增加、呼吸急促、反射亢进、震颤、惊厥及死亡时间、炭末推进率等情况。

【方法】　取禁食 12 h 的昆明种小白鼠 3 只，称重，分别标为对照组、灌胃组和腹腔注射组，按以下方式给药。

A（对照组）：灌胃给生理盐水 0.2 mL/10 g。

B（灌胃组）：灌胃给 3.5％硫酸镁溶液 0.2 mL/10 g。

C（腹腔注射组）：腹腔注射给 3.5％硫酸镁溶液 0.2 mL/10 g。

给药后注意观察动物的活动情况，是否有肌肉松弛的表现。15 min 后每只小白鼠均灌胃给予 5％炭末阿拉伯胶混悬液 0.2 mL。炭末灌胃后 15 min，将小白鼠脱臼处死，剖开腹腔，取出胃肠道。剪去附着在肠管上的肠系膜，将肠管不加牵引轻轻地平铺在玻璃板上（玻璃板上滴少许盐水）。以幽门为起点，测量炭末在肠管内的移动距离和小肠（自幽门至回盲部）的全长，计算每只小白鼠炭末的移动距离占小肠全长百分率，比较 3 组动物的活动状况和胃肠炭末推进率有何不同。

炭末推进率计算公式：

$$炭末推进率(\%) = \frac{炭末的移动距离(cm)}{小肠全长(cm)} \times 100\%$$

【结果记录】

| 鼠号 | 体重/g | 药物及剂量 | 给药途径 | 动物反应 | 炭末推进率/(%) |
|------|--------|-----------|---------|---------|--------------|
| A | | | | | |
| B | | | | | |
| C | | | | | |

## 灌胃和静脉注射给 KCl 的药效比较

【观察指标】　动物心电图变化,有无死亡。

【方法】　取 3 只小白鼠,称重,分别标为对照组、灌胃组和静脉注射组,腹腔注射 $0.42\%$ 戊巴比妥钠溶液 $0.1$ mL/10 g 麻醉后,用生物信号采集系统 MS2000 或 BL-310 记录心电图,连接好仪器后按以下方式给药。

A(对照组):静脉注射生理盐水 $0.2$ mL/10 g。

B(灌胃组):灌胃 $3\%$ KCl 溶液 $0.2$ mL/10 g。

C(静脉注射组):尾静脉注射 $3\%$ KCl 溶液 $0.2$ mL/10 g。

观察各组动物心电图有何变化。

## 戊巴比妥钠的五种给药途径

【方法】

(1) 取体重接近的小白鼠 5 只,称重编号,观察其正常活动、翻正反射及呼吸情况。

(2) 以 $0.5\%$ 戊巴比妥钠溶液 $0.1$ mL/10 g 体重分别给药:1 号小白鼠灌胃、2 号小白鼠皮下注射、3 号小白鼠腹腔注射、4 号小白鼠肌内注射、5 号小白鼠静脉注射。

(3) 观察并记录各鼠翻正反射消失(将小白鼠放倒,使其四脚朝天而自己不能重新站立)时间及呼吸抑制情况,记录结果,比较、分析不同给药途径对药物效应快慢的影响。

【结果记录】

| 鼠号 | 体重/g | 剂量 | 给药方式 | 翻正反射消失时间 | 呼吸抑制情况 |
|------|--------|------|---------|----------------|------------|
| 1 | | | 灌胃 | | |
| 2 | | | 皮下注射 | | |
| 3 | | | 腹腔注射 | | |
| 4 | | | 肌内注射 | | |
| 5 | | | 静脉注射 | | |

【注意事项】

(1) 掌握正确的灌胃操作技术,不要误入气管或插破食管,前者可致窒息。

(2) 实验中严格按照动物体重计算给药量。

(3) 为消除实验误差,保证各鼠抽取药液及给药分别由同一人完成。

（4）腹腔注射的操作：左手固定小白鼠，取头低腹高位，右手 45°在左侧或右侧下腹部进针，针尖刺入腹腔时有落空感，然后略抽回针头 2 mm，贴着腹腔壁轻轻推液。注射结束后，不宜太快抽回针头，否则漏液过多，对于小剂量的注射影响较大。

【讨论】

（1）分析不同给药途径对药物作用的影响。

（2）给药途径不同，一般情况下对药物的作用产生什么影响？在哪些情况下可使药物的作用产生质的差异？

（3）给药途径不同时，药物的作用为什么有的会出现质的差异，有的会出现量的不同？

 **知识点回顾**

# 一、基本概念

同一药物的不同制剂和不同给药途径，会引起不同的药物效应。一般地说，注射药物比口服药物吸收快，作用往往较为显著。在注射剂中，水溶性注射剂比油溶性注射剂或混悬剂吸收快；在口服制剂中，溶液剂比片剂、胶囊剂容易吸收。此外，由于制剂的制备工艺及原辅料等的不同，也能影响制剂的生物利用度等。有的药物给药途径不同，可出现不同的作用，如硫酸镁内服导泻，肌内注射或静脉注射则有解痉、镇静及降低颅内压等作用。

不同给药途径下药物吸收速度不同，一般规律是，血管外给药即吸入给药＞肌内注射＞皮下注射＞口服＞直肠给药＞贴皮肤给药。如静脉注射，药物直接入血可立即生效，没有吸收过程，药物起效较快，用于急救、昏迷患者，且剂量易控制；刺激性药物可稀释后静脉注射；大量注射时可静脉滴注。缺点是较易产生不良反应，要求技术熟练。

不同给药途径因吸收、分布方面产生的差异，影响药物的作用强度，甚至产生质的差异，如硫酸镁口服导泻，而肌内注射可产生中枢神经系统的抑制作用，用于抗惊厥。为此，临床应按照病情、治疗需求和药物特性，选用合适的给药途径。口服有首过消除效应，注射给药没有，所以生物利用率有区别，会有量的差异。而体内再分布或作用有明显靶向性的药物，使药物在体内分布不均，不同受体，作用不同，会有质的差异。

# 二、相关药物

## 硫 酸 镁

### （一）药理作用

（1）口服不易被肠道吸收，停留于肠腔内，使肠内容物的渗透压升高，肠腔内保有大量水分，容积增大，刺激肠壁增加肠蠕动而致泻。本品为峻泻剂，主要用于清除肠道内毒物，亦用于某些驱虫剂后的导泻及治疗便秘。

（2）注射给药可抑制中枢神经系统，阻断外周神经肌肉接头而产生镇静、解痉、松弛骨骼肌作用，也可降低颅内压。对心血管系统也有作用，过量的镁离子可直接舒张周围血管平滑肌,使血管扩张,血压下降。

## (二)临床用途

(1)用于便秘、肠内异常发酵,亦可与驱虫剂并用;与活性炭合用,可治疗食物或药物中毒。

(2)用于阻塞性黄疸及慢性胆囊炎。

(3)用于惊厥、子痫、尿毒症、破伤风、高血压脑病及急性肾性高血压危象等。

(4)也用于发作频繁而其他治疗效果不好的心绞痛患者,对伴有高血压的患者效果较好。

(5)外用热敷,消炎去肿。

## (三)用法用量

**1. 口服**

(1)导泻:每次口服 5～20 g,一般为清晨空腹服,同时饮 100～400 mL 水,也可用水溶解后服用。

(2)利胆:每次 2～5 g,1 日 3 次,饭前或两餐间服。也可服用 33％溶液,每次 10 mL。

**2. 静脉注射**

(1)对中枢神经系统的作用:提高细胞外液中镁离子浓度,可抑制中枢神经系统,临床用于抗惊厥、治疗先兆子痫和子痫,也用于治疗早产。

(2)对心血管系统的作用:经注射给予过量镁离子可直接舒张周围血管平滑肌,使血管扩张,血压下降。临床用于发作频繁而其他治疗效果不好的心绞痛患者,对伴有高血压的患者效果较好,常用于妊娠高血压。将 25％溶液 10 mL 用 5％～10％葡萄糖注射液稀释成 1％或 5％浓度后静脉滴注;治心绞痛可将 10％溶液 10 mL 用 5％～10％葡萄糖注射液 10 mL 稀释后缓慢静脉注射,每日 1 次,连用 10 日。

(3)治疗低镁血症:正常血清镁浓度为 0.8～1.05 mmol/L,血清镁低于 0.75 mmol/L 为低镁血症。

**3. 肌内注射** 抗惊厥、降血压等:肌内注射 25％溶液,每次 4～10 mL。

**4. 外用** 消炎去肿:50％溶液外用热敷患处,有消炎去肿的功效。

## (四)注意事项

(1)导泻时,如服用大量浓度过高的溶液,可能自组织中吸取大量水分而导致脱水。

(2)由于静脉注射较为危险,应由有经验的医师掌握使用,注射需缓慢,并注意患者的呼吸与血压。如有中毒现象(如呼吸肌麻痹等),可用 10％葡萄糖酸钙注射液 10 mL 静脉注射,以进行解救。

(3)肠道出血患者、急腹症患者及孕妇、月经期妇女禁用本品导泻。

(4)中枢抑制药(如苯巴比妥)中毒患者排除毒物不宜使用本品导泻,以防加重中枢抑制。

## (五)配伍禁忌

与硫酸镁有配伍禁忌的药物有硫酸多黏菌素 B、硫酸链霉素、葡萄糖酸钙、盐酸多巴酚丁胺、盐酸普鲁卡因、四环素、青霉素和萘夫西林(乙氧萘青霉素)。

(刘玲丽)

# 实验三  溶液的稀释与配制及药品咨询训练

本实验共 2 个学时。

【目的】

(1) 掌握溶液浓度的稀释计算和配制方法。

(2) 掌握固体试剂的正确使用及液体试剂的正确倾倒。

(3) 掌握天平及量筒的正确使用。

(4) 熟悉药品说明书的主要术语和内容,以便为患者进行用药指导。

【原理】

**1. 溶液的配制**  1 L 溶液中所含溶质 B 的质量(mg)称为物质 B 的质量浓度,根据 $\rho_B = m_B/V$ 计算溶质的质量,用天平称取所需质量的溶质,再将溶质溶解后加蒸馏水到需要的体积,混合均匀即得。

**2. 溶液的稀释**  根据溶液稀释前后溶质的质量不变,有 $c_1 \times V_1 = c_2 \times V_2$(稀释公式),利用稀释公式或十字交叉法计算出所需浓溶液的体积,然后用量筒取一定体积的浓溶液再加蒸馏水到需要配制的稀溶液的体积,混合均匀即得。

【器材与药品】

**1. 药品**  NaCl 固体、95%酒精。

**2. 器材**  10 mL 量筒、100 mL 量筒、500 mL 量筒、1000 mL 烧杯、试剂瓶、药匙、试管刷、天平。

【方法】

**1. 100 g 质量分数为 0.9%的生理盐水**

(1) 计算出配制 100 g 生理盐水需要 NaCl 的质量。

(2) 用天平称取所需 NaCl。

(3) 将 NaCl 放入烧杯中,加适量的蒸馏水使之完全溶解。

(4) 将烧杯中的溶液倒入 100 mL 量筒中,用蒸馏水洗涤烧杯 2~3 次,洗液一并倒入量筒里(定量转移)。

(5) 在量筒中加入蒸馏水,使溶液的总体积为 100 mL,混合均匀即可。最后将配制好的溶液倒入试剂瓶,贴好标签备用。

**2. 用 95%酒精配制 75%酒精 100 mL**

(1) 计算配制 100 mL 的 75%酒精需要 95%酒精的体积。

(2) 用 100 mL 量筒取所需体积的 95%酒精。

(3) 在量筒中加入蒸馏水使溶液的总体积为 100 mL,搅拌均匀即可。将配制的溶液倒入指定的回收瓶中。

**3. 药品咨询技能训练**  取药品说明书,学习要点如下。

(1) 化学药品说明书中药品名称(通用名、商品名)、药理毒理、药动学、适应证、用法用量、不良反应、禁忌证、注意事项、孕妇及哺乳期妇女用药、儿童用药、老年患者用药。

(2) 中药说明书中药品名称、主要成分、药理作用、功能主治、用法用量、不良反应、禁忌证、注意事项。

**【注意事项】**

（1）溶液浓度的表示方法要相同，当表示方法不同时，通过溶液浓度表示方法换算公式 $c_B = \rho_B / M_B$ 换算成同种溶液浓度的表示方法。

（2）溶液体积的单位要相同。

**【讨论】**

（1）溶液的稀释计算的原理是什么？

（2）化学药品说明书与中药说明书有何不同？

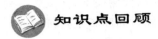 知识点回顾

## 一、溶液的稀释

在进行溶液的混合、稀释（浓缩）的计算时，必须遵循两条原则：①物质的总质量不变；②溶质的总质量也不变。两种溶液（特别是密度相差很大的两种溶液）混合，它们的溶质质量可以相加，但体积不能相加，混合溶液的体积必须通过它们的质量和密度求得。

## 二、药品说明书

药品说明书是药品生产企业印制并提供的，用以指导临床正确使用药品的技术性资料。药品说明书主要包括药品名称（通用名、商品名）、药理毒理、适应证、用法用量、不良反应、禁忌证等。它既是对药品本身内容的解释和说明，也是指导、规范医院购药、医师开药、药师调剂与患者用药的指南与依据。

**1. 药品批准文号**　药品批准文号是国家批准药品生产企业生产药品的法律认可凭证，是从外观上判断药品合法性的标志之一。其格式为：国药准字＋1位英文字母＋8位数字。化学药品用英文字母"H"表示，如国药准字 H20141012；中药用英文字母"Z"表示；生物制品用英文字母"S"表示；进口分包装药品用英文字母"J"表示。

**2. 药品生产批号**　我国《药品生产质量管理规范》（GMP）第七十六条规定了"批"的含义：在规定限度内具有同一性质和质量的药品。

**3. 生产日期**　生产日期是药品生产的具体日期，一般按"年、月、日"顺序编制。

**4. 有效期**　有效期指可保证药品安全有效使用的期限。药品标签中的有效期按照年、月、日的顺序标注，年份用四位数字表示，月、日分别用两位数字表示。其具体标注格式为"有效期至××××年××月"或"有效期至××××年××月××日"。例如，某药有效期至2016年10月，表明该药在2016年10月31日前使用是有效的。当然，我们在使用药物时，除了查看药品是否在有效期内之外，还要注意观察药品的外观，比如药片出现裂片、变色，溶液出现沉淀、混浊、变色等，药品的气味改变等，即使药品还未过期，也不可以再使用。

（姜文敏）

# 实验四　肝功能损伤对药物作用的影响

本实验共 2 个学时。

【目的】　观察肝功能损伤对药物作用的影响。

【原理】　戊巴比妥钠为中枢神经系统的镇静催眠药,为白色结晶性颗粒或者白色粉末;具有镇静、催眠和麻醉作用,主要在肝内代谢失活,并从肾脏排泄。肝功能状态直接影响其药理作用的强弱和维持时间的长短(入睡时间和睡眠持续时间)。四氯化碳对肝脏有较大毒性,可使肝细胞坏死,是建立中毒性肝损伤动物模型的常用工具药,可借以观察肝功能损伤对药物作用的影响。

【动物】　家兔 2 只。

【器材与药品】

**1. 药品**　3％戊巴比妥钠溶液,四氯化碳。

**2. 器材**　婴儿秤一台,兔开口器一个,5 mL 注射器,导尿管一根。

【方法】　步骤尽量详细。

(1) 取家兔 2 只,称其体重并编号(甲、乙),甲兔在实验前 24 h 给予四氯化碳 1.5～2.0 mL/kg 灌胃,造成肝损伤(肝损伤模型由实验老师预先做好)。

(2) 实验时取甲、乙两兔分别由耳缘静脉注射 3％戊巴比妥钠 1 mL/kg。

(3) 记录给药时间并观察家兔的活动情况,记录翻正反射消失和恢复的时间,并比较两兔的差异(活动情况、翻正反射、呼吸深浅及频率)。

【结果记录】

| | 体重/kg | 药量/mL | 注射时间 | 产生作用时间 | 醒转作用时间 | 维持时间 |
|---|---|---|---|---|---|---|
| 甲兔 | | | | | | |
| 乙兔 | | | | | | |

【注意事项】

(1) 实验前建立肝损伤模型。

(2) 在建立肝损伤模型时注意四氯化碳的剂量,以免剂量过大导致家兔死亡。

(3) 戊巴比妥钠应皮下注射给药,口服易吸收。

【讨论】

(1) 简述肝功能不良时临床用药应注意的问题。

(2) 肝脏不同状态下对巴比妥类药物有何影响?

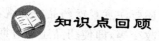

## 知识点回顾

## 翻　正　反　射

翻正反射(righting reflex)亦称复位反射,一般指动物体处于异常体位时所产生的恢复正常体位的反射。

## 药物的体内过程

药物的体内过程,指药物的吸收、分布、代谢(生物转化)和排泄。

## 一、吸收

吸收指药物经给药部位进入血液循环。

**1. 药物的跨膜转运** 药物要到达作用部位,必须通过细胞的生物膜。药物的跨膜转运分为被动转运和载体转运两种方式。

(1)被动转运:药物依赖膜两侧浓度差,从高浓度侧向低浓度侧转运,当两侧浓度平衡时,转运停止。

特点:①不消耗能量;②不需要载体;③脂溶性高、分子小、极性小及非离解型药物容易转运。

(2)载体转运:指细胞膜上的载体与药物结合,并载运其到膜的另一侧的过程,属于主动转运。

特点:①逆浓度转运;②消耗能量;③需特异性载体,有饱和现象及竞争机制。

**2. 影响药物吸收的因素**

(1)理化性质、剂型:药物分子小、脂溶性高、溶解度大、离解度小者易吸收;口服药物时,液体制剂较固体制剂吸收快;注射时,水溶性较脂溶性制剂吸收快。

(2)给药途径影响药物的吸收,比如注射给药比口服吸收快。

(3)首过消除效应:口服给药,药物经过肠黏膜和肝脏被代谢灭活,进入血液循环药量减少。避免方法:舌下含服、直肠给药、静脉滴注、吸入。

## 二、分布

分布指药物吸收后的去向,多数药物的分布不均匀。

**1. 血浆蛋白结合率**

(1)游离型:分子小,容易被细胞膜转运,有药理活性。

(2)结合型:分子大,不易被细胞膜转运,暂无活性(流动储库)。

(3)竞争性结合:药物与血浆蛋白结合的特异性低,两药可发生与血浆蛋白竞争性结合而置换的现象。

**2. 体内屏障**

(1)血脑屏障:血-脑、血-脑脊液、脑脊液-脑三部分组成。脑毛细血管内皮细胞紧密连接,通透性低,为大脑自我保护机制。药物进入血脑屏障可产生中枢作用。

(2)胎盘屏障:胎盘绒毛与子宫血窦间的屏障,联系母体与胎儿间的代谢。通透性与一般毛细血管相似,药物容易通过。

## 三、生物转化

生物转化又称代谢,是药物在体内发生的化学变化。药物作为外源性物质在体内发生化学结构的变化称为转化。转化过程分为两个时相:Ⅰ相包括氧化、还原、水解,使药物分子结构中引入或暴露出极性基团,如产生羟基、羧基、氨基等;Ⅱ相为结合,是药物分子结构中的极性基团与体内的化学成分经共价结合,生成易溶于水且极性高的代谢产物排出体外。其场所主要在肝脏,转化后利于排泄,转化和排泄总称消除。

**1. 灭活** 药物活性减弱(灭活),多数药物如此,称为"解毒"。

**2. 活化** 从无活性经生物转化为有活性。

**3. 药物生物转化的方式** 氧化、还原、水解和结合,都有赖于药物代谢酶的催化,产生各种不同的代谢产物。药物代谢酶分为如下两类。

(1) 特异性酶(专一性酶):催化特定的底物。

(2) 非特异性酶(非专一性酶):这类酶一般指肝微粒体混合功能酶系统,又称肝药酶或药酶,能转化百种药物。特点:①选择性低,催化多种药物;②变异性大,疾病、遗传等因素致个体差异大;③易受外环境影响。

**4. 药酶诱导剂** 诱导肝药酶的活性,加速自身或其他药物的代谢。如苯巴比妥诱导双香豆素代谢,使双香豆素抗凝作用下降。

**5. 抑制肝药酶,减弱或减慢其他药物的代谢** 如普萘洛尔抑制利多卡因代谢,使其麻醉毒性增强。

肝脏是药物代谢的主要器官,是巴比妥类药物消除的主要方式之一。脂溶性高的巴比妥类药物血浆蛋白结合率高,由肾小球滤过较少,也易被肾小球再吸收,其主要消除方式是由肝药酶代谢。因此,肝脏损伤极易使戊巴比妥钠的生物转化受阻,从而使家兔的睡眠时间延长。

肝功能下降时,肝药酶活性降低,药物代谢速度减慢,血药浓度增高,药理效应增强,容易产生中毒效应。

肝功能不良患者用药时,如果所使用药物主要是经过肝脏代谢,需要减少给药剂量,或者选择主要以原型经过肾脏排泄的药物。

## 四、排泄

**1. 肾脏排泄** 药物排泄的主要途径。

(1) 肾小球滤过:小分子药物或代谢物可经滤过排泄。

(2) 肾小管分泌:青霉素经分泌排泄。竞争性分泌排泄:如丙磺舒使青霉素浓度升高。

(3) 重吸收:脂溶性高的药物可被重吸收,作用时间延长,如强力霉素。

尿液 pH 值影响药物的解离,解离型易排泄,碱化尿液中苯巴比妥排泄增加,可解除中毒。

**2. 胆汁排泄** 药物经肝脏转化则随胆汁排泄。肝肠循环:有些药物与葡萄糖醛酸结合经胆汁排泄,在小肠水解出游离药物被重吸收。

**3. 其他排泄途径** 有些药物也可通过呼吸道、汗液、唾液、乳汁等排泄。

(罗远娇)

# 实验五  磺胺嘧啶半衰期的测定

本实验共 4 个学时。

【目的】  通过磺胺嘧啶钠(SD-Na)血药浓度测定实验,掌握临床药理学中药动学方面的一些基本操作方法,了解药物时量关系曲线的变化及药品说明书中涉及的一些主要参数,并为治疗药物监测(TDM)打下基础。

【原理】  磺胺嘧啶钠在酸性环境下其苯环上的氨基(—$NH_2$)离子化生成铵类化合物(—$NH_3^+$),与亚硝酸钠发生重氮化反应生成重氮盐,该化合物在 525 nm 波长下比色,其光密度与药物浓度成正比。

【动物】  家兔 1 只(体重 2~3 kg)。

【器材与药品】

**1. 药品**  肝素、0.5%亚硝酸钠、20%三氯醋酸、0.5%麝香草酚。

**2. 器材**  注射器、试管、移液管、721 分光光度计。

【方法】

**1. 步骤**  取家兔 1 只,静脉注射 1000 U/mL 肝素 1 mL/kg,并取空白血 0.5 mL。对侧耳缘静脉注射 20% SD-Na 2 mL/kg,并准确计时。分别于给药后 5 min、10 min、15 min、20 min、30 min、60 min 和 90 min 自耳缘静脉(注射肝素侧)取血 0.5 mL。

将血 0.2 mL 与 20%三氯醋酸 2 mL、蒸馏水 3.8 mL 混匀后,2500 r/min 离心 10 min。取上清液 3.0 mL,先加 0.5%亚硝酸钠 1.0 mL,再加 0.5%麝香草酚 2.0 mL,混匀,于 721 分光光度计 525 nm 波长处测定光密度(OD)值,将 OD 值代入标准曲线回归方程计算 SD-Na 血药浓度(单位为 mg/mL)。

各样本 OD 值代入标准曲线回归方程求得值为 SD-Na 含量(单位为 mg),除以血的体积 0.1 mL,即得 SD-Na 血药浓度。

**2. 药物时量关系曲线及药动学参数的计算**

(1) 消除速率常数:$K(\text{min}^{-1}) = -2.303B$

(2) 血浆半衰期:$t_{1/2}(\text{min}) = 0.693/K$

(3) 初始浓度:$c_0(\text{mg/mL}) = \lg^{-1}A$

(4) 表观分布容积:$V_d(\text{mL/kg}) = D_0/c_0$($D_0$ 为给药剂量)

【结果记录】

| 时间 | 5 min | 10 min | 15 min | 20 min | 30 min | 60 min | 90 min |
|---|---|---|---|---|---|---|---|
| OD 值 | | | | | | | |
| 血药浓度 | | | | | | | |

【注意事项】

(1) 了解决定药物给药间隔的主要因素,保证临床用药的安全、有效。

(2) 了解药物时量关系曲线的变化及药品说明书中涉及的一些主要参数。

【讨论】

什么是血浆半衰期? 它的临床意义是什么?

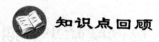 **知识点回顾**

# 一、药物的消除与蓄积

**1. 消除**　指进入血中的药物经生物转化和排泄使血药浓度逐渐降低的过程。

**2. 蓄积**　反复给药时,若药物进入体内的速度大于消除速度,血药浓度不断升高。

**3. 血浆半衰期**　血药浓度下降一半所需要的时间。

**4. 稳态浓度**　连续静脉滴注或重复恒量、定时用药,经过五个半衰期可达到稳态浓度,此时药物的吸收和消除几乎相等,血药浓度波动很小。

**5. 半衰期的临床意义**

(1) 决定给药的间隔时间。

(2) 预计血药浓度达到稳态浓度的时间。

(3) 预计停药后消除的时间。

(4) 在肝功能或肾功能不良时,应考虑减少药物剂量或延长给药的时间。

# 二、影响药物效应的因素

## (一)药物方面的因素

**1. 剂量**　所用的药物的分量。

**2. 量-效关系**　在一定范围内,多数药物随剂量的增大其药物效应增强。

(1) 最小有效量:刚能引起药物效应的剂量。

(2) 最大治疗量(极量):能引起最大效应而不发生中毒的剂量。

(3) 治疗量:指最小有效量与极量之间的剂量范围。

(4) 常用量:大于最小有效量而小于极量的剂量范围。

(5) 中毒量和致死量:分别为能引起中毒和死亡的剂量。

**3. 治疗指数和安全范围**　药物50%的效应可以是治疗作用、毒性反应或致死反应,其相应的剂量称作半数有效量($ED_{50}$)、半数中毒量($TD_{50}$)和半数致死量($LD_{50}$)。

治疗指数(TI)是表示药物安全性的指标,$TI = LD_{50}/ED_{50}$,此数值越大,表示有效剂量与中毒剂量(或致死剂量)间距离越大,越安全。化疗药的治疗指数又称化疗指数。

安全范围(MS,又称安全指数)为$LD_1$与$ED_{99}$的比值。

**4. 效价强度与效能**

(1) 强度:又称效价强度,是指药物产生一定效应所需的剂量或浓度。其数值越小则强度越大。

(2) 效能:指药物可产生的最大效应。药物已达最大效应量时,若再增加剂量,效应不再增加。

**5. 药物的化学结构**　化学结构相似的药物其作用相似,如β-内酰胺类抗生素与青霉素结构相似,可与青霉素产生相似的抗菌作用。

## （二）机体方面的因素

**1. 年龄**

（1）儿童：①必须严格遵守儿科用药原则,同时加强用药后的观察和护理;②对儿童发育可产生影响的药物(如糖皮质激素),可发生不可逆损害的药物(如大剂量氨基糖苷类抗生素),可产生严重不良反应的药物(如四环素等),用药时必须引起重视;③小儿用药要考虑体重的差异,通常可按体重或体表面积计算用药剂量。

（2）老年人：①用药剂量应适当减少,一般为成人的 3/4;②一些老年人记忆力减退,用药依从性较差,在用药指导中,应详细向老年人讲解服药方法,并进行监护,防止错误使用造成药物无效或产生毒性。

**2. 性别**　一般情况下,男性与女性对药物的反应无明显差异,但性别差异可导致某些药物代谢差异,如一般男性对阿司匹林的清除率高于女性 60%。妇女的月经、妊娠、分娩、哺乳等生理特点,对药物的反应较一般情况有所不同,用药时应适当考虑。如在月经期和妊娠期禁用剧烈泻药和抗凝药,妊娠早期禁用抗代谢药和激素类药物等已知的致畸胎药物。哺乳期妇女应注意药物是否进入乳汁,对婴儿产生影响。

**3. 心理因素**　患者的心理因素与药物的疗效关系密切。患者情绪乐观,有利于提高机体的抗病能力。患者对药物的信任、依赖程度也可以提高药物的疗效。研究表明,安慰剂对于头痛、高血压、神经官能症等能获得 30%～50% 的疗效。

**4. 遗传因素**　遗传因素可影响药物的药动学和药效学,使药物作用表现因人而异。其主要表现在药物体内代谢异常,可分为使药物快速灭活的快速代谢型和使药物缓慢灭活的慢速代谢型。

**5. 病理因素**　病理因素能影响机体对药物的敏感性,如阿司匹林能使发热患者的体温下降,而对正常体温无影响。病理因素也能改变机体处理药物的能力,如肝、肾功能不全时,药物的清除率降低,使药物的半衰期延长,血药浓度增高。

# 三、磺胺类药物

## （一）抗菌谱

$G^+$ 菌:链球菌、肺炎球菌高度敏感,葡萄球菌中度敏感。

$G^-$ 菌:脑膜炎球菌及大肠、痢疾、变形、肺炎、鼠疫、伤寒杆菌。对疟原虫、沙眼衣原体也有效。

## （二）抗菌原理

磺胺类药物是人工合成最早的抗微生物药,与 PABA 竞争二氢叶酸合成酶,进而影响核蛋白的合成,使细菌生长抑制(图 7-1)。常用磺胺类药物分类如下。

**1. 脑膜炎**　首选磺胺嘧啶(SD),可合用青霉素。

**2. 一般感染**　中耳炎、咽喉炎、蜂窝组织炎、大叶性肺炎。

**3. 鼠疫**　磺胺嘧啶(SD)＋链霉素。

**4. 泌尿道感染**　复方磺胺甲噁唑(SMZ)。

**5. 肠道感染** 柳氮磺吡啶。

**6. 眼部感染** 眼科用磺胺醋酰钠（SA-Na）；烧伤感染用磺胺脒隆（SML）、磺胺嘧啶银（SD-Ag）。

**7. 伤寒** SMZ＋甲氧苄啶（TMP）——作用于二氢叶酸合成酶＋作用于二氢叶酸还原酶。

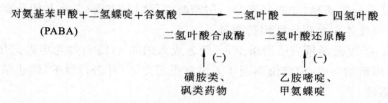

**图 7-1 磺胺类药物抗菌原理**

## （三）不良反应

（1）泌尿系统损害。

（2）过敏反应：局部应用或使用长效制剂易发生，存在交叉过敏现象，有过敏史者禁用。

（3）血液系统反应：长期用药可抑制骨髓造血功能。

（4）其他。

## （四）用法用量

不同药物，遵循医生处方用药。

## （五）注意事项

口服给药，可首剂加倍；服药期间多饮水，同服碳酸氢钠以碱化尿液。

（罗远娇）

# 第八章 传出神经系统实验

## 实验一 毛果云香碱和阿托品对家兔瞳孔的影响

本实验共2个学时。

【目的】 观察毛果芸香碱和阿托品对瞳孔的影响,分析作用机制,联系临床用途。

【原理】 毛果芸香碱激动 M 受体缩小瞳孔,治疗闭角型青光眼;阿托品阻断 M 受体扩散瞳孔,可防止近视,二者合用治疗虹膜粘连。

【动物】 家兔一只。

【器材与药品】

**1. 药品** 1％硫酸阿托品滴眼液、0.05％毛果芸香碱滴眼液。

**2. 器材** 兔固定盒1个、弯盘1个、止血钳1把、眼科剪1把、滴管1支、量瞳尺1把、手电筒1把。

【方法】

(1) 取家兔一只,于适当强度的光线下用量瞳尺测量两眼瞳孔的大小(以 mm 表示),并记录。

(2) 用手电筒照射家兔眼睛,观察瞳孔对光反射是否存在,并记录。

(3) 将下眼睑拉成杯口状,并用手指压住鼻泪管,向左右两眼分别滴入1％硫酸阿托品滴眼液和0.05％毛果芸香碱滴眼液各2滴。

(4) 15 min 后在同样强度光线下,测两眼瞳孔大小和对光反射。

(5) 继续在滴入毛果芸香碱滴眼液的右眼,再按以上方法滴入1％硫酸阿托品滴眼液2滴。

(6) 15 min 后在同样强度光线下,再次测两眼瞳孔大小和对光反射,比较用药前后有何不同。

【结果记录】

| 兔眼 | 用 药 前 | | 药 物 | 用 药 后 | |
|---|---|---|---|---|---|
| | 瞳孔直径/mm | 对光反射 | | 瞳孔直径/mm | 对光反射 |
| 左 | | | 1％硫酸阿托品 | | |
| 右 | | | 0.05％毛果芸香碱 | | |
| 右 | | | 滴入0.05％毛果芸香碱,再滴入1％硫酸阿托品 | | |

【注意事项】

(1) 滴眼时一定要用手指压住鼻泪管再滴药物,滴完后,持续压住鼻泪管2 min,再将手放开。

(2) 滴入家兔眼睛的药物切忌过多,以免家兔吸收药物引起中毒。

【讨论】

(1) 为何测量瞳孔大小应在同样光照下进行?

(2) 分析毛果芸香碱的缩瞳机制是什么?

(刘玲丽)

# 实验二　毛果芸香碱和阿托品对家兔唾液分泌的影响

本实验共 2 个学时。

【目的】

(1) 掌握毛果芸香碱、阿托品对眼和唾液分泌作用的影响,并联系临床应用及用药护理。

(2) 学会家兔的捉拿方法。

【原理】　毛果芸香碱是 M 受体激动药,使瞳孔缩小,使腺体分泌尤其汗腺和唾液腺分泌增加,也能兴奋内脏平滑肌。全身给药,能对抗阿托品等 M 受体阻断药中毒时的外周症状。阿托品是 M 受体阻断药,使瞳孔扩大,小剂量即可抑制腺体分泌,作用由强至弱依次为:唾液腺＞汗腺＞呼吸道腺体＞胃腺。可治疗流涎症、严重盗汗,也用于麻醉前给药,防止气道阻塞或吸入性肺炎。

【动物】　家兔 2 只(体重 2～3 kg)。

【器材与药品】

**1. 药品**　0.1％硝酸毛果芸香碱溶液、0.1％硫酸阿托品溶液、6.5％乌拉坦溶液、0.9％氯化钠注射液。

**2. 器材**　兔固定器、量瞳尺、剪刀、手电筒。

【方法】

(1) 用药前测量:取家兔 2 只,称重、标号。分别用 6.5％乌拉坦溶液和 0.9％氯化钠注射液 10 mL/kg 灌胃,并记录时间。

(2) 初次用药:15 min 后,甲、乙兔分别经耳缘静脉注射 0.1％硫酸阿托品溶液和 0.9％氯化钠溶液 0.2 mL/kg,记录给药时间。

(3) 再次用药:在经过 15 min 后,甲、乙兔分别经耳缘静脉注射 0.1％硝酸毛果芸香碱溶液 0.2 mL/kg,记录给药时间。

(4) 将两兔分别置于兔固定器内,在兔嘴下放一张滤纸,观察滤纸被唾液浸湿的面积大小。将实验结果整理并填入表内。

【结果记录】

| 兔号 | 药　　物 | | 唾液浸湿滤纸的面积 |
|---|---|---|---|
|  | 初次用药 | 再次用药 |  |
| 甲 | 硫酸阿托品 | 硝酸毛果芸香碱 |  |
| 乙 | 氯化钠 | 硝酸毛果芸香碱 |  |

【注意事项】

(1) 确保实验前 24 h 内给家兔足够的饮水和青菜。

(2) 使用乌拉坦时应避免药液与皮肤接触,以防药物经皮肤吸收。

【讨论】

(1) 阿托品对腺体的副作用应如何护理?

(2) 毛果芸香碱和阿托品是如何影响腺体分泌的? 如何进行用药指导?

(罗远娇)

# 实验三　传出神经系统药物对兔血压的影响

本实验共 4 个学时。

【目的】

(1) 观察传出神经系统药物对兔血压的影响。

(2) 分析、讨论传出神经系统药物对血压影响的机制及临床意义。

【原理】　盐酸肾上腺素溶液、酚妥拉明溶液等药物能与心肌或者血管平滑肌上的相应受体结合,从而影响家兔的血压。

【动物】　家兔一只。

【器材与药品】

**1. 药品**　1%戊巴比妥钠溶液、肝素、0.001%盐酸肾上腺素、0.01%重酒石酸去甲肾上腺素、0.1%盐酸普萘洛尔溶液、0.5%甲基磺酸酚妥拉明溶液、0.01%硫酸异丙肾上腺素溶液、0.01%毛果芸香碱溶液、1%硫酸阿托品溶液。

**2. 器材**　兔手术台、多媒体生物信号处理系统、手术器械(普通剪刀、虹膜剪、血管钳、手术刀、手术剪各 1 把)、动脉套管、静脉套管、动脉夹、气管套管、输液器、1 mL 注射器、丝线、线绳、纱布数块。

【方法】

(1) 取健康家兔 1 只,称重,用 1%戊巴比妥钠溶液 3 mL/kg 静脉麻醉,背位固定于手术台。

(2) 线绳套住兔门牙,固定于兔手术台轴杆上,用止血钳将舌头拉出,剪去颈部兔毛,于颈部正中线切开皮肤,拔出气管。

(3) 于气管一侧分离出颈动脉,结扎远心端,距结扎处 3 cm 用动脉夹夹紧,然后于靠近结扎处 2 cm 剪一个 V 形切口,向心插入充满肝素溶液的动脉套管,用丝线结扎、固定,一端与血压换能器相连。

(4) 在一侧做兔耳缘静脉穿刺以备输液用。

(5) 放开动脉夹,记录正常血压。

(6) 给药:按下列顺序依次给药,每次给药后注入生理盐水 2～5 mL,观察每次给药后各指标的变化并分析其原理。①0.001%盐酸肾上腺素溶液(0.1 mL/kg)。②0.01%重酒石酸去甲肾上腺素(0.1 mL/kg)。③0.01%硫酸异丙肾上腺素(0.1 mL/kg)。④0.01%毛果芸香碱(0.1 mL/kg)。⑤1%硫酸阿托品溶液(0.1 mL/kg)。⑥0.001%盐酸肾上腺素溶液(0.1

mL/kg)。⑦0.01%毛果芸香碱(0.1 mL/kg)。⑧0.5%甲基磺酸酚妥拉明(0.2 mL/kg)。⑨0.01%重酒石酸去甲肾上腺素(0.1 mL/kg)。⑩0.1%盐酸普萘洛尔溶液(0.3 mL/kg)。⑪0.01%硫酸异丙肾上腺素(0.1 mL/kg)。

【结果记录】

| 药　物 | 剂　量 | 用药前血压 | 用药后血压 |
| --- | --- | --- | --- |
| 盐酸肾上腺素 | | | |
| 重酒石酸去甲肾上腺素 | | | |
| 硫酸异丙肾上腺素 | | | |
| 毛果芸香碱 | | | |
| 硫酸阿托品 | | | |
| 盐酸肾上腺素 | | | |
| 毛果芸香碱 | | | |
| 甲基磺酸酚妥拉明 | | | |
| 重酒石酸去甲肾上腺素 | | | |
| 盐酸普萘洛尔 | | | |
| 硫酸异丙肾上腺素 | | | |

【注意事项】

(1) 分离颈动脉时动作要轻柔、谨慎,不可损伤神经组织。

(2) 每次给药后应注入 2~5 mL 生理盐水冲洗套管。

(3) 实验用药物溶液应在临用前配制并应使用近期出厂的药品,以免影响实验结果。

(4) 麻醉应适量,手术过程中应尽量避免出血。

(5) 兔颈总动脉插管切口以靠近远心端为宜,以便血管断裂后可在近心端重插。

(6) 可在耳缘静脉留置头皮针以方便给药;每次给药后再立即推入 1 mL 肝素生理盐水以将头皮针及管内余药冲入静脉内,确保实验结果的准确性。

(7) 每观察一个项目时,需待血压基本恢复正常后再进行下一个项目的观察。

(8) 随时注意插管位置,特别在动物挣扎时,避免扭转而阻塞血流或刺破血管。

【讨论】

(1) 讨论肾上腺素、去甲肾上腺素、异丙肾上腺素和麻黄碱对心血管系统作用的异同。

(2) 本实验中怎样验证乙酰胆碱的 M 样作用和 N 样作用?

(3) 为什么本实验的结果可以说明肾上腺素既作用于 α 受体又作用于 β 受体?

# 实验四　传出神经系统药物对家兔离体肠平滑肌的作用

本实验共 4 个学时。

【目的】

(1) 学习离体肠平滑肌的实验方法。

(2) 观察拟胆碱药和抗胆碱药对家兔离体肠平滑肌的作用。

【原理】 家兔小肠平滑肌上存在 α、β、M 受体。α、β 受体兴奋可使小肠平滑肌抑制而舒张;M 受体兴奋可使小肠平滑肌兴奋而收缩。观察乙酰胆碱、阿托品、肾上腺素等传出神经系统药物对离体家兔小肠平滑肌的作用并掌握离体肠平滑肌的实验方法。

【动物】 家兔一只。

【器材与药品】

**1. 药品** 0.001％氯化乙酰胆碱溶液、0.1％硫酸阿托品溶液、0.05％新斯的明溶液。

**2. 器材** 恒温平滑肌浴管、生物信号记录分析系统、张力换能器、万能支架、大铁夹、螺旋夹、双凹夹 2 个、温度计、烧杯、台氏液(4 ℃、38 ℃)、增氧泵。

【方法】

**1. 安装平滑肌浴管恒温系统** 使用前将浴管冲洗干净,加入台氏液 30 mL。开启电源加热,浴管恒温工作点定在 38 ℃。

**2. 标本制备** 用棒槌猛击兔头枕部处死,剖腹,取出空肠和回肠上段,迅速置于冷台氏液中,除去肠系膜,用台氏液将肠内容物冲洗干净,剪成长约 2 cm 的小段,放入盛有台氏液的培养皿内准备使用。多余肠管如不及时应用,可剪成数段,连同台氏液置于 4 ℃冰箱中保存,12 h 内仍可使用。

**3. 建立实验系统** 让浴槽温度维持在(38±0.5)℃。分别在肠管两端结扎穿线,一端系于通气钩上,然后放入盛有 30 mL 台氏液的浴槽中,另一端系于测定仪的换能器上,并连接记录仪。给肠肌 1 g 左右的前负荷,并调节通气速度(约每秒 2 个气泡),稳定 20～30 min 后,扫描一段肠肌正常活动曲线。

**4. 依次加入下列药物**

(1) 加 0.001％氯化乙酰胆碱溶液 0.2 mL,当肠肌活动曲线降至基线时,用台氏液连续冲洗 3 次。

(2) 加 0.001％氯化乙酰胆碱溶液 0.2 mL,当肠段收缩明显时,立即加入 0.1％硫酸阿托品溶液 0.2 mL。

(3) 收缩曲线下降到基数时,加入 0.001％氯化乙酰胆碱溶液 0.2 mL。

(4) 如作用不明显,接着追加 0.001％氯化乙酰胆碱溶液 0.2 mL。

(5) 加入 0.001％氯化乙酰胆碱溶液 1 mL,此时肠段有无收缩,观察 3 min 后更换浴槽中的台氏液,并用 38 ℃的台氏液冲洗肠段 3 段,或者换以未用过的肠段。

(6) 加入 0.05％新斯的明溶液 0.5 mL,当作用明显时,加入 0.1％硫酸阿托品溶液 0.2 mL,观察对肠段收缩的影响。

【结果记录】 以描图和文字记述正常离体肠肌的张力和舒缩情况、加入各种药物及不同剂量后的反应,并对实验结果进行适当讨论。

【注意事项】

(1) 注意控制浴槽的水温,调节肠肌的张力,肠段勿牵拉过紧或过松,肠段勿与周围管壁接触,以免摩擦,否则均可影响肠段的收缩功能与对药物的反应。

(2) 方法中的用药剂量系以麦氏浴槽中有 30 mL 左右的台氏液为准。如台氏液的容量有所改变,用药量亦应相应调整。

(3) 本实验也可用豚鼠肠来做,但两者稍有区别:兔肠的肌层较厚,通气最好用 95％ $O_2$ 及 5％ $CO_2$。用药后需多换几次台氏液才能将药物洗去,豚鼠肠的肌层较薄,一般空气即可,洗去药物也较容易;兔肠的肌层较厚,收缩力较强,以加 1 g 左右的前负荷为宜,豚鼠肠的肌层薄,收缩力较弱,以加 0.5 g 左右的前负荷为宜。

【讨论】

(1)乙酰胆碱、新斯的明、阿托品对离体小肠平滑肌活动有何影响?为什么?

(2)阿托品对乙酰胆碱所致的离体小肠平滑肌收缩变化有何影响?为什么?

(罗远娇)

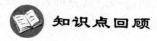 知识点回顾

# 一、基本概念

瞳孔的大小是随着光线的强弱而改变的,同一个人在光线强的地方,瞳孔就变小,在较暗的地方就变大。受到强光照射时,家兔的瞳孔会缩小,由此判断家兔的瞳孔对光反射是否正常,从而观察药物对瞳孔的影响。

# 二、相关药物

## 毛果芸香碱(匹鲁卡品)

### (一)特点

毛果芸香碱直接选择性兴奋 M 受体,产生与节后胆碱能神经兴奋时相似的效应。其特点是对多种腺体和胃肠平滑肌有强烈的兴奋作用,但对心血管系统及其他器官的影响较小,一般情况下并不使心率减慢、血压下降。大剂量(10～15 mg 皮下注射)时亦能出现 N 样作用及兴奋中枢神经系统。例如在毛果芸香碱影响下机体的机能增强,尤其表现在唾液腺、泪腺和支气管腺,其次为胃肠腺体、胰腺和汗腺。

其对眼部作用明显,无论是局部滴眼还是注射,都能使瞳孔缩小,这是因为其兴奋虹膜括约肌上的 M 受体,使虹膜括约肌收缩。如事先给予 $N_2$ 受体阻断药,则产生升压作用。

异毛果芸香碱是毛果芸香碱的立体异构体,其性质和生理作用大致与毛果芸香碱相似。

### (二)药理作用

选择性激动 M 受体,对眼、腺体作用明显,其他作用弱。

**1. 对眼的作用**

(1)缩瞳:激动虹膜括约肌 M 受体。

(2)降低眼内压:缩瞳→前房角间隙增大→巩膜静脉窦开放→眼内压降低。

(3)调节痉挛:激动 M 受体→收缩睫状(环状)肌→悬韧带放松→晶状体变凸(变厚)→屈光度增加→远目标影像映在视网膜前,只能视近物,这一作用称为"调节痉挛"。

**2. 兴奋腺体** 皮下注射,可使汗腺、唾液腺等分泌增加。

## （三）临床用途

**1. 青光眼**　主要为闭角型（充血），以 2% 毛果芸香碱治疗；对开角型早期有效，其机制不清。青光眼特征：眼内压升高。眼内压升高的原因有二：房水生成增加，或流通受阻。处理：减少房水生成。降低眼内压的方法：疏通房水（房水由睫状肌分泌）。抑制房水生成的药物有乙酰唑胺和 M 受体阻滞剂。房水流向：前房角间隙→巩膜静脉窦→体循环。

**2. 虹膜炎**　与扩瞳药交替使用。

**3. 抢救阿托品中毒**　需全身给药。

## （四）不良反应

**1. 副作用**　滴眼副作用小，需注意：

（1）要距眼约 2 cm。

（2）药液滴于下穹窿或内眦处，切不可滴在角膜表面。

（3）滴眼时应用干棉球压迫内眦 2～3 min，以防药液流入鼻腔中而吸收中毒。

（4）不宜频繁滴药。

**2. 其他**　过量可出现 M 受体过度兴奋症状，可用阿托品解救。

## （五）用法用量

**1. 剂型**　眼用制剂，注射剂。

**2. 规格**　滴眼剂：1%、2%。注射剂：1 mL：10 mg。

（1）滴眼液：配成 0.5%～4% 毛果芸香碱溶液（常用 1% 及 2%，增加浓度可增加药效，但超过 4% 时，药效无明显增加）。滴药后 10～15 min 开始缩瞳，30～50 min 作用最强，约持续 24 h，睫状肌痉挛作用约持续 2 h。滴药后 10～15 min 开始降眼压，持续 4～8 h，故应每日滴眼 3～4 次。

（2）眼膏：1%～2% 眼膏，每晚 1 次，药效可持续 10～12 h。

（3）肌内注射或皮下注射：每次 2.5～10 mg，小儿每次 0.05～0.1 mg/kg，每日 1 次，1 个疗程为 2～6 周。

（4）口服：每次 10 mg，每日 3 次。小儿每日 0.5～1 mg/kg，分 3 次服。

## （六）配伍禁忌

（1）本品水溶液呈微酸性，勿与碱性药物、碘、阳离子表面活性剂配伍。

（2）忌与抗胆碱药及其制剂合用。

## （七）注意事项

（1）本品滴眼时应压迫内眦，避免药液流入鼻腔发生吸收中毒。

（2）用药后瞳孔缩小及调节痉挛可使视力下降，产生暂时性近视，并可出现眼痛、眉弓部疼痛等症状。

（3）长期应用可引起强直性瞳孔缩小、虹膜后粘连、虹膜囊肿、白内障及近视程度加深等。虹膜睫状体炎患者及孕妇忌用本品。

（4）频繁滴眼可因过量吸收引起全身毒性反应，如出汗、流涎、恶心、呕吐、小支气管痉挛和肺水肿等。

（5）本品遇光易变质，应避光保存。

# 阿 托 品

## （一）特点

阿托品是从颠茄和其他茄科植物提取出的一种有毒的白色结晶状生物碱，主要用其硫酸盐解除痉挛、减少分泌、缓解疼痛、散大瞳孔。

（1）作用广泛。

（2）对各器官敏感性不同，与剂量有关。

## （二）药理作用

**1. 抑制腺体分泌** 对汗腺、唾液腺作用最强，其次是泪腺、呼吸道腺体，抑制胃酸分泌作用较弱。治疗量可致皮肤干燥、口干。

**2. 对眼的影响** 与毛果芸香碱相反。

（1）扩瞳：阻断虹膜括约肌 M 受体，辐射肌相对占优势。

（2）眼内压增高：瞳孔扩大、虹膜退向周边→前房角间隙变窄→房水回流受阻，眼压升高。

（3）调节麻痹：阻断 M 受体，睫状肌松弛（虹膜退向周边，悬韧带拉紧，晶状体变扁平），视远物模糊，视近物清晰。

**3. 抑制内脏平滑肌** 与功能状态有关，对痉挛平滑肌作用显著。

胃肠平滑肌——抑制显著，解除痉挛、绞痛。

膀胱逼尿肌——抑制作用，缓解尿急、尿频。

胆管、输尿管、支气管——作用弱，单用效果差。

**4. 心血管** 主要为抗迷走作用。

（1）心率：小剂量（0.5 mg）——心率降低，阻断突触前膜 $M_1$ 受体，促 Ach 释放。大剂量（1～2 mg）——心率增高（在窦房节解除 $M_2$ 受体对起搏点的阻断）。

（2）加速传导：解除迷走神经兴奋所致传导阻滞。

（3）治疗量——血管、血压无明显影响（缺乏胆碱能神经）。大剂量——舒张血管，改善微循环（直接作用）。

**5. 中枢神经系统（CNS）**

（1）治疗量——无明显作用。

（2）大剂量——1～5 mg，兴奋延脑及大脑。

（3）中毒量——10 mg 以上，精神症状（幻觉、谵语、惊厥，而后转为抑制状态，可出现昏迷、呼吸抑制死亡）。

## （三）临床用途

**1. 缓解内脏痉挛** 胃肠绞痛、膀胱刺激症状——疗效好；胆、肾绞痛——单用疗效差，需合用镇痛药。

**2. 遗尿症** 有效（松弛膀胱）。

**3. 抑制腺体分泌** 麻醉前给药；严重盗汗、流涎症。

**4. 眼科用药** 虹膜睫状体炎。

**5. 眼底检查** 扩瞳 1 周,可用后马托品替代。

**6. 配镜验光** 麻痹睫状肌,准确测屈光度,仅用于儿童。

**7. 抗慢性心律失常** 窦性心动过缓、传导阻滞等。急性心肌梗死早期(下、后壁梗死)伴窦性心动过缓,用量应谨慎,以防心率升高,发生室颤。

**8. 抗休克** 用于感染性休克(中毒性菌痢、肺炎、流脑),改善微循环,高热、心率快时不用。

**9. 其他** 解救有机磷中毒;毒蕈碱中毒。

### (四)不良反应

作用广泛,副作用多。

**1. 抑制腺体** 口干、皮肤干燥、体温升高。

**2. 对眼的影响** 视物模糊、升高眼压,禁用于青光眼。

**3. 抑制平滑肌** 排便、排尿困难。

**4. 心血管** 用药剂量大时心率快。

**5. 中枢毒性** 兴奋→抑制→抑制呼吸致死。

**6. 中毒解救** 其最低致死量:成人 80～130 mg;儿童 10 mg。

(1)常规解救方法:洗胃、导泻、输液等。

(2)药物:毒扁豆碱、毛果芸香碱、新斯的明等。

(3)抢救有机磷中毒时,若阿托品过量(中毒),禁用抗胆碱酯酶药。

### (五)用法用量

**1. 口服** 成人常用量:一次 0.3～0.6 mg,一日 3 次。极量:一次 1 mg,一日 3 mg。小儿常用量:按体重 0.01 mg/kg,每 4～6 h 一次。

**2. 皮下、肌内或静脉注射** 成人常用量:一次 0.3～0.5 mg,一日 0.5～3 mg。极量:一次 2 mg。

**3. 抗心律失常** 成人静脉注射 0.5～1 mg,按需可 1～2 h 一次,最大用量为 2 mg。小儿按体重静脉注射,0.01～0.03 mg/kg。

**4. 解毒**

(1)用于锑剂引起的阿-斯综合征,静脉注射 1～2 mg,15～30 min 后再注射 1 mg,如患者无发作,按需每 3～4 h 皮下或肌内注射 1 mg。

(2)用于有机磷中毒时,肌内注射或静脉注射 1～2 mg(严重有机磷中毒时可加大 5～10 倍),每 10～20 min 重复,直到青紫消失,继续用药至病情稳定,然后用维持量,有时需 2～3 天。

**5. 抗休克,改善微循环** 成人一般按体重 0.02～0.05 mg/kg,用 50％葡萄糖注射液稀释后于 5～10 min 静脉注射,每 10～20 min 一次,直到患者四肢温暖,收缩压在 10 kPa(75 mmHg)以上时,逐渐减量至停药。小儿按体重静脉注射 0.03～0.05 mg/kg。

**6. 麻醉前用药** 成人术前 0.5～1 h 皮下注射 0.5 mg。小儿皮下注射用量为每次 0.01 mg/kg。

(1)感染中毒性休克:成人静脉注射一次 1～2 mg,小儿 0.02～0.05 mg/kg;15～30 min

一次,2~3 次后未好转可增量,至病情好转即减量或停药。

（2）锑剂引起的阿-斯综合征:重症心律失常时,静脉注射 1~2 mg(以 5％~25％葡萄糖溶液 10~20 mL 稀释),同时肌内注射或皮下注射 1 mg,15~30 min 后再静脉注射 1 mg,如无发作,改为每 3~4 h 肌内注射或皮下注射 1 mg,48 h 后再无发作,可逐渐减量,至停药。

（3）有机磷农药中毒:中度中毒,与解磷定等合用,每次皮下注射 0.5~1 mg,隔 30~50 min 一次;严重中毒,每次静脉注射 1~2 mg,隔 15~30 min 一次,至病情稳定后,逐渐减量并改用皮下注射。单用阿托品时,轻度中毒每次皮下注射 0.5~1 mg,隔 30~120 min 一次;中度中毒每次皮下注射 1~2 mg,隔 15~30 min 一次;重度中毒,即刻静脉注射 2~5 mg,以后每次 1~2 mg,隔 15~30 min 一次,根据病情逐渐减量和延长间隔时间。

## （六）配伍禁忌

（1）与尿碱化药包括含镁或钙的制酸药、碳酸酐酶抑制药、碳酸氢钠、枸橼酸盐等配伍使用时,阿托品排泄延迟,作用时间和（或）毒性增加。

（2）与金刚烷胺、吩噻嗪类药、其他抗胆碱药、扑米酮、普鲁卡因胺、三环类抗抑郁药配伍使用,阿托品的毒副作用可加剧。

（3）与单胺氧化酶抑制剂(包括呋喃唑酮、丙卡巴肼等)配伍使用时,可加强抗 M 胆碱样副作用。

（4）与甲氧氯普胺并用时,后者的促进胃肠运动作用可被拮抗。

（5）阿托品延长药物(如地高辛)在胃肠道内的溶解时间,而增加它的吸收。对镇静药及其他抗胆碱药起相加作用。

## （七）注意事项

（1）对其他颠茄生物碱不耐受者,对本品也不耐受。

（2）孕妇静脉注射阿托品可使胎儿心动过速。

（3）本品可进入乳汁,并有抑制泌乳作用。

（4）婴幼儿对本品的毒性反应极敏感,特别是痉挛性麻痹与脑损伤的小儿,反应更强。环境温度较高时,因闭汗有体温急骤升高的危险,应用时要严密观察。

（5）老年人容易发生抗 M 胆碱样副作用,如排尿困难、便秘、口干(特别是男性),也易诱发未经诊断的青光眼,一经发现,应立即停药。本品对老年人尤易致汗液分泌减少,影响散热,故夏天慎用。

（6）下列情况应慎用:①脑损害,尤其是儿童;②心脏病,特别是心律失常、充血性心力衰竭、冠心病、二尖瓣狭窄;③反流性食管炎、食管与胃的运动减弱、下食管括约肌松弛。

（刘玲丽 罗远娇）

# 肾上腺素（副肾素）

## （一）药理作用

**1. 兴奋心脏** 激动 $\beta_1$ 受体,使心肌收缩力加强,心率加快,传导加速,心排出量增加。大剂量可引起心率失常。

**2. 舒缩血管** 可同时激动 α、β 受体。可使 α 受体占优势的皮肤、黏膜及内脏血管收缩，使 β 受体占优势的骨骼肌血管及冠状血管扩张。

**3. 影响血压** 皮下注射治疗量(0.5～1 mg)，由于心脏兴奋，心输出量增加，收缩压升高；由于骨骼肌血管扩张的作用抵消或超过了皮肤、黏膜血管收缩作用，故舒张压不变或降低。

**4. 扩张支气管** 激动 $\beta_2$ 受体，使支气管平滑肌松弛、抑制肥大细胞释放过敏介质。

**5. 促进代谢** 激动 β 受体，促进糖原和脂肪分解。

## (二) 临床用途

**1. 心搏骤停** 各种意外引起的心搏骤停。

**2. 治疗过敏性休克** 可收缩血管、兴奋心脏、扩张血管。故能升高血压及缓解呼吸困难等症状，其作用快而强，是治疗过敏性休克的首选药。

**3. 治疗支气管哮喘** 激动 $\beta_2$ 受体，松弛支气管平滑肌，抑制肥大细胞释放过敏介质，激动 α 受体而收缩黏膜血管，降低其通透性，减轻黏膜水肿，适用于支气管哮喘急性发作。

**4. 其他** 与局部麻醉药合用。

## (三) 不良反应

主要有不安、失眠、心悸、震颤和血压升高。

## (四) 用法用量

盐酸肾上腺素：注射剂，0.5 mg/0.5 mL、1 mg/1 mL。皮下注射，每次 0.25～1 mg，必要时心室内注射，每次 0.25～1 mg，用生理盐水稀释 10 倍后使用。极量，皮下注射，每次 1 mg。

## (五) 注意事项

高血压、器质性心脏病、甲亢患者禁用。

## 去甲肾上腺素(NA)

本品为人工合成品，性质不稳定，遇光易失效。口服无效，宜采用静脉给药。

## (一) 药理作用

主要激动 α 受体，对 β 受体也有较弱的作用，对 $\beta_2$ 受体几乎无作用。

**1. 收缩血管** 激动 α 受体，使皮肤、黏膜、内脏血管收缩。冠状血管扩张，主要因心脏兴奋使心肌代谢产物腺苷增加所致。

**2. 兴奋心脏** 通过激动 $\beta_1$ 受体，使心脏兴奋，使心肌收缩性加强，心率加快，传导加速，心排出量增加。（在整体情况下，心率可由于血压升高而反射性下降。）

**3. 升高血压** 小剂量时因心脏兴奋，心排出量增加，收缩压升高；较大剂量时，血管强烈收缩使外周阻力增高，使血压升高。

## (二) 临床用途

**1. 休克** 用于治疗过敏性休克、神经性休克、心源性休克和应用扩血管药无效的感染性休克,以保证心、脑等重要器官的血液供应。休克的关键是微血管循环灌注不足和有效血容量下降,故其治疗关键应是改善微循环和补充血容量。

**2. 上消化道出血**  以本品 1～3 mg,适当稀释后口服,在食道或胃内因局部作用收缩黏膜血管,产生止血效果。

## (三)不良反应

**1. 局部组织缺血坏死**  由静脉滴注时间过长、浓度过高或药液漏出血管所致。
**2. 急性肾衰竭**  时间过长或浓度过大,可使肾脏血管强烈收缩,产生少尿、无尿和肾实质损伤。
**3. 心血管反应**  可致血压升高,偶有心律失常。

## (四)用法用量

重酒石酸去甲肾上腺素:注射剂,2 mg/mL、10 mg/2 mL。以本品 2 mg 加入 5％葡萄糖溶液 500 mL 中静脉滴注,4～8 $\mu$g/min(1～2 mL/min)。

## (五)注意事项

**1. 禁忌证**  高血压、动脉硬化、器质性心脏病患者禁用。
**2. 注意观察局部反应**  药液外漏或注射部位皮肤苍白应调换部位,并局部热敷,应用 $\alpha$ 受体药(酚妥拉明)对抗去甲肾上腺素的收缩血管作用,防止组织坏死。
**3. 其他**  用药期间保持尿量,至少每小时 25 mL 以上。长时间用药注意勿突然停药,应逐渐减量,否则会发生停药反应。

## 异丙肾上腺素(喘息定)

## (一)药理作用

**1. 兴奋心脏**  有 $\beta_1$ 受体激动作用,使心肌收缩加强、传导加速、心率加快、耗氧量增加,过量可引起心律失常,但比肾上腺素少见。
**2. 对血管和血压的影响**  对血管有舒张作用,主要是骨骼肌血管舒张(激动 $\beta_2$ 受体),对肾、肠系膜血管及冠状血管也有作用,使外周阻力降低。小剂量使心脏兴奋,收缩压升高、舒张压下降。
**3. 扩张支气管**  激动 $\beta_2$ 受体,使支气管平滑肌松弛。
**4. 促进代谢**  可促进糖原及脂肪分解,使血糖及血中游离脂肪酸含量增高,组织耗氧量增加。

## (二)临床用途

**1. 心搏骤停**  用于抢救溺水、手术意外、窦房结功能异常等引起的心搏骤停,可心内注射。
**2. 房室传导阻滞**  舌下或静脉给药,治疗Ⅱ度、Ⅲ度房室传导阻滞。
**3. 支气管哮喘**  舌下或气雾吸入给药,用于控制急性发作,疗效快而强。但无 $\alpha$ 样作用,消除支气管黏膜水肿作用不如肾上腺素。久用可产生耐受性。

**4. 休克**　在补足血容量的基础上,用于治疗心输出量低、外周阻力高的休克。

## (三) 不良反应

常见心悸、头晕等反应。剂量过大,易引起心律失常,甚至心动过速等。

## (四) 用法用量

(盐酸异丙肾上腺素)注射液:1 mg/2 mL。0.5~1 mg 加入 5‰葡萄糖溶液 200~300 mL 静脉滴注。气雾剂:0.25%,1 次 0.1~0.4 mg。片剂:10 mg 舌下含服,1 次 10~15 mg,一日 3 次。极量,气雾剂吸入,每次 0.4 mg,一日 2.4 mg;舌下含服,1 次 20 mg,一日 60 mg。

## (五) 注意事项

(1) 冠心病、心肌炎和甲亢患者禁用。
(2) 出现明显不适或心悸加重应及时就医。
(3) 注意用药剂量。

**酚妥拉明(苄胺唑啉)**

## (一) 药理作用

选择性阻断 α 受体,拮抗肾上腺素的 α 样作用,但作用较弱。

**1. 血管**　能使血管平滑肌松弛,舒张血管,肺动脉压和外周血管阻力降低,最终使血压下降,其机制主要是对血管的直接舒张作用。

**2. 心脏**　对心脏有兴奋作用,使心肌收缩力加强,心率加快,输出量增加。机理:部分由血管舒张,血压下降,反射性地引起;部分是阻断神经末梢突触前膜 $α_2$ 受体,从而促进去甲肾上腺素(NA)释放的结果。

**3. 其他**
(1) 有拟胆碱作用,使胃肠平滑肌兴奋。
(2) 有组胺样作用,使胃酸分泌增加,皮肤潮红。

## (二) 临床用途

**1. 抗休克**　能使心搏出量增加,血管舒张,外周阻力降低,从而改善休克状态时的内脏血液灌注,解除微循环障碍;并能降低肺循环阻力,防止肺水肿的发生,但给药前必须补足血容量。(有人主张合用去甲肾上腺素,目的是对抗去甲肾上腺素的 α 样收缩血管的作用,保留其 β 样加强心肌收缩力的作用。)

**2. 用于外周血管痉挛性疾病**　肢端动脉痉挛性疾病,栓塞性脉管炎。在静脉滴注去甲肾上腺素发生外漏时,可用本品 5 mg 溶于 10~20 mL 生理盐水中,做皮下注射。

**3. 用于肾上腺素嗜铬细胞瘤**　用于此病骤发高血压危象及手术前的准备,能使高血压下降。

**4. 治疗心力衰竭**　在心力衰竭时,因心输出量不足,交感张力增加,外周阻力增高,肺充血和肺动脉压力升高,易产生肺水肿。酚妥拉明可以扩张血管,降低外周阻力,使心脏后负荷明显降低,左室舒张末期压与肺动脉压下降,心输出量增加,心力衰竭得以减轻。

## (三) 不良反应

(1) 常见的不良反应有直立性低血压,胃肠道平滑肌兴奋所致的腹痛、腹泻、呕吐和诱发溃疡病。

(2) 静脉给药可引起严重的心率加速、心律失常和心绞痛,因此须缓慢注射或滴注。

## (四) 用法用量

(甲磺酸酚妥拉明)注射剂:5 mg/1 mL、10 mg/1 mL。肌内注射或静脉注射,1 次 5 mg。

## (五) 注意事项

(1) 胃炎,胃、十二指肠溃疡病,冠心病患者慎用。

(2) 防止直立性低血压。

(3) 让患者了解扩血管作用引起的反应,以免心理紧张。

# 普萘洛尔(心得安)

## (一) 药理作用

**1. β 受体阻断作用**

(1) 心血管系统:对心脏的作用是这类药的重要作用。主要由于阻断心脏 $\beta_1$ 受体,可使心率减慢,心肌收缩力减弱,心输出量减少,心肌耗氧量下降,血压稍下降。由于非选择性 β 受体阻断药(如普萘洛尔)对血管 $\beta_2$ 受体也有阻断作用,加上心脏功能受到抑制,反射性地兴奋交感神经,引起血管收缩和外周阻力增加,肝、肾和骨骼肌等血流量减少,使冠状血管血流量降低。

(2) 支气管平滑肌:阻断支气管上的 $\beta_2$ 受体使之收缩而增加呼吸道的阻力。对正常人影响较少,只有在支气管哮喘的患者,有时可诱发或加重哮喘的急性发作。

(3) 代谢:β 受体阻断药可抑制交感神经兴奋所引起的脂肪分解。

**2. 内在拟交感活性** 有些 β 受体阻断药与 β 受体结合后除能阻断受体外尚对 β 受体具有部分激动作用,也称内在拟交感活性(ISA)。一般被其 β 阻断作用所掩盖,不易表现出来。

**3. 膜稳定作用** β 受体阻断药能降低细胞膜对离子的通透性,称为膜稳定作用。

**4. 其他** 普萘洛尔有抗血小板聚集作用。尚有降眼内压的作用,这可能由于其可减少房水的形成所致。

## (二) 临床用途

**1. 心律失常** 对快速性心律失常有效,如:窦性心动过速,全麻或拟肾上腺素药引起的心律失常等。

**2. 心绞痛和心肌梗死** 对心绞痛有良好的效果。对心肌梗死,两年以上的长期用药可降低复发和猝死率。(降低心肌耗氧量,改善缺血区供血。)

**3. 高血压** 降血压,伴有心率减慢。

**4. 其他** 甲状腺功能亢进及甲状腺危象,对控制激动、不安、心动过速和心律失常等症状有效,并降低基础代谢。普萘洛尔并适用于偏头痛、肌震颤、肝硬化的上消化道出血等。噻吗洛尔常局部用于治疗青光眼,以降眼压。

### （三）不良反应

(1) 一般有恶心、呕吐、轻度腹泻等,严重时有抑制心脏引起急性心力衰竭,可突然出血,其表现与个体差异有关。

(2) 可增加呼吸道阻力,诱发支气管哮喘。

(3) 长期用药后突然停药,可使原来病症加剧。

### （四）用法用量

由于剂型与规格不同,用药前请咨询医生。

### （五）注意事项

(1) 禁忌证:心功能不全、窦性心动过缓、重度房室传导阻滞和支气管哮喘等禁用,慎用于心肌梗死患者。

(2) 要严格按照医嘱用药,如出现严重不良反应要及时就医治疗。

（罗远娇）

# 第九章　中枢神经系统实验

## 实验一　镇痛药的镇痛作用

本实验共 6 个学时。

### 热板法观察药物的镇痛作用

【目的】　观察镇痛药的镇痛作用并联系其临床应用。

【原理】　本实验属热刺激致痛模型。若将小白鼠置于温度为 $(55\pm0.5)$℃ 电热板上，其"舔后足"现象可作为出现疼痛反应指标，通过考查疼痛反应出现时间（痛阈），可反映镇痛药疗效。吗啡属于麻醉性镇痛药，本实验通过热刺激致痛模型，评价药物镇痛作用。

【动物】　小白鼠，20 g 左右，雌性。

【器材与药品】

**1. 药品**　0.1% 盐酸吗啡溶液，生理盐水。

**2. 器材**　电热板，1 mL 注射器，5 号针头，天平，秒表。

【方法】

**1. 筛选小白鼠**　将小白鼠置于温度为 $(55\pm0.5)$℃ 的电热板上，测定其疼痛反应（"舔后足"现象）出现的时间，共测定 2 次，每次间隔 5 min。若出现疼痛反应的时间在 10～30 s，则视为合格。每组共筛选出 4 只小白鼠。

**2. 分组**　将小白鼠称重，随机分为 2 组（甲组，乙组），每组 2 只。

**3. 给药**　小白鼠腹腔注射给药（15 mL/kg），甲组为 0.1% 盐酸吗啡溶液，乙组为等容量生理盐水。记录给药时间。

**4. 观察**　给药 15、30、45、60 min 后，分别使用电热板测定疼痛反应时间（痛阈），若置于电热板上 60 s 内仍未出现疼痛反应，则均视为 60 s。将结果记录在表格中。

【结果记录】

| 组别 | 小白鼠数 | 用药前小白鼠痛阈平均值/(s) | 用药后痛阈平均值及提高百分率 | | | | | | | |
|---|---|---|---|---|---|---|---|---|---|---|
| | | | 15 min | | 30 min | | 45 min | | 60 min | |
| | | | 痛阈平均值/s | 痛阈提高百分率/(%) | 痛阈平均值/s | 痛阈提高百分率/(%) | 痛阈平均值/s | 痛阈提高百分率/(%) | 痛阈平均值/s | 痛阈提高百分率/(%) |
| 盐酸吗啡 | | | | | | | | | | |
| 生理盐水 | | | | | | | | | | |

汇总全实验室各组结果,计算痛阈提高百分率。

$$痛阈提高百分率 = \frac{用药后痛阈平均值 - 用药前痛阈平均值}{用药前痛阈平均值} \times 100\%$$

然后根据每组不同时间痛阈提高百分率制图,横坐标代表时间,纵坐标代表痛阈提高百分率,画出曲线借以比较各药的镇痛强度、作用开始时间及维持时间。

【注意事项】

(1) 实验小白鼠选用雌性,因为雄性小白鼠阴囊下垂,阴囊皮肤可接触电热板,并对疼痛较为敏感,可能影响实验结果。

(2) 若无电热板,可将 500 mL 或 1000 mL 烧杯置恒温水浴箱内,烧杯底部触及水面,调节水温恒定于 (55±0.5)℃。

(3) 室温在 15 ℃左右较好,过低则小白鼠反应迟钝,过高则过于敏感,易产生跳跃,不易得到正确的结果。

(4) 测正常痛阈时,凡在 30 s 内不舔足或逃避跳跃者则弃之另换。

(5) 正常小白鼠放入电热板后易出现不安、举前肢、舔前足、踢后肢等现象,这些动作不能作为疼痛指标,只有舔后足才能作为疼痛指标。

## 扭体法观察药物的镇痛作用

【目的】　观察镇痛药的镇痛作用并联系其临床应用。

【原理】　本实验属于化学刺激致痛模型。腹膜有广泛的感觉神经分布,把醋酸等化学刺激物注入腹腔,可使小白鼠产生疼痛反应,表现为腹部两侧内凹、躯体扭曲和后肢伸展,此现象称为扭体反应,通过考查扭体反应次数,可以反映镇痛药的疗效。吗啡属麻醉性镇痛药,本实验通过化学刺激致痛模型,评价药物的镇痛作用。

【动物】　小白鼠 4 只,体重 20~22 g,雌雄不限。

【器材与药品】

1. **药品**　0.1%盐酸吗啡溶液,0.6%醋酸溶液,生理盐水。

2. **器材**　小白鼠笼,1 mL 注射器,5 号针头,天平。

【方法】

1. **称重观察**　取小白鼠 4 只,称重编号,观察其给药前的正常活动及姿态。

2. **给药**　1、2 号小白鼠腹腔注射生理盐水 0.2 mL/10 g,3、4 号小白鼠腹腔注射 0.1%盐酸吗啡溶液 0.2 mL/10 g。给药 30 min 后,每只小白鼠腹腔注射 0.6%醋酸溶液 0.2 mL。

3. **观察**　观察 20 min 内各鼠是否发生扭体反应,若出现,应记录扭体次数。

【结果记录】　汇总全实验室各组结果,将数据填入下表中并计算药物镇痛百分率。

| 药　　物 | 动物数/n | 出现扭体反应动物数/n | 镇痛百分率/(%) |
| --- | --- | --- | --- |
| 盐酸吗啡 | | | |
| 生理盐水 | | | |

【注意事项】

(1) 醋酸溶液应在实验前临时配制。

(2) 小白鼠体重轻,扭体反应出现率低。

(3) 室温以 20 ℃为宜。

【讨论】

（1）试述吗啡的镇痛作用机制及其临床应用。

（2）利用热板法和扭体法评价药物的镇痛作用有何异同？

# 实验二　哌替啶与延胡索镇痛作用的比较

【目的】

（1）观察、比较哌替啶与延胡索的镇痛作用。

（2）掌握扭体镇痛实验方法。

【原理】　腹腔注射醋酸溶液导致小白鼠疼痛，出现扭体反应。哌替啶与延胡索均有镇痛作用，但二者镇痛效力存在差异。

【动物】　小白鼠。

【器材与药品】

1.　**药品**　0.2％哌替啶溶液、0.2％延胡索溶液、生理盐水。

2.　**器材**　小白鼠笼、1 mL 注射器，针头，天平。

【方法】

（1）将 6 只小白鼠随机分为三组（每组 2 只），称重、标记。观察每组动物的正常活动情况。

（2）三组小白鼠均按 0.1 mL/10 g 腹腔注射给药。组 1 注射 0.2％哌替啶溶液，组 2 注射 0.2％延胡索溶液，组 3 注射生理盐水作对照。

（3）30 min 后，三组小白鼠均腹腔注射 0.6％醋酸溶液 0.1 mL/10 g，观察、记录 10 min 内各组出现扭体反应的小白鼠数。

（4）将各组实验结果记录于表内，并按公式计算药物镇痛百分率。

【结果记录】

| 组别 | 动物数 | 药物 | 扭体反应动物数 | 无扭体反应动物数 | 镇痛百分率 |
|------|--------|------|----------------|------------------|------------|
| 1 | | | | | |
| 2 | | | | | |
| 3 | | | | | |

【注意事项】

（1）醋酸溶液应在实验前临时配制，以免挥发，影响实验结果。

（2）扭体反应指标为腹部两侧内凹，腹壁下贴，躯体扭曲，后肢伸展，臀部抬高。有上述任何一项即可认定为阳性。

（3）实验组比对照组扭体反应发生率减少 50％以上，视为镇痛有效。

【讨论】

（1）比较哌替啶与延胡索的镇痛作用特点和机制。

（2）哌替啶与延胡索的临床应用。

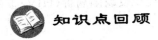 知识点回顾

## 一、疼痛和镇痛药的概念和特点

**1. 疼痛**　疼痛是一种因组织损伤或潜在组织损伤而产生的痛苦感觉,常伴有不愉快的情绪或心血管和呼吸系统方面的变化。它既是机体的一种保护性机制,提醒机体避开或处理伤害,也是临床上许多疾病的常见症状。其可分为躯体痛、内脏痛、神经性疼痛。

**2. 镇痛药**　镇痛药是通过激动中枢神经系统特定部位的阿片受体而产生镇痛作用,并同时缓解疼痛引起的不愉快情绪的药物。因其镇痛作用与激动阿片受体有关,且易产生药物依赖性或成瘾性,易导致药物滥用及停药戒断症状,故又称阿片类镇痛药或麻醉性镇痛药、成瘾性镇痛药。

## 二、阿片受体激动药

## 吗　啡

### (一) 药理作用

**1. 中枢神经系统**

(1) 镇痛镇静:吗啡选择性激活脊髓胶质区、丘脑内室、脑室及导水管周围灰质的阿片受体,产生强大的镇痛作用。吗啡也能驱动边缘系统和蓝斑核的阿片受体,改善疼痛所引起的焦虑、紧张、恐惧等情绪反应,并可伴有欣快感,对多种疼痛有效(对钝痛的作用强于锐痛)。

(2) 镇咳:直接抑制咳嗽中枢,使咳嗽反射减轻或消失,从而产生镇咳作用。

(3) 抑制呼吸:治疗量吗啡可降低呼吸中枢对血液二氧化碳张力的敏感性和抑制桥脑呼吸调整中枢,使呼吸频率减慢,潮气量降低。

(4) 缩瞳:兴奋支配瞳孔的副交感神经。中毒时瞳孔缩小,针尖样瞳孔为其中毒特征。

(5) 其他:兴奋延脑催吐化学感受器(CTZ)致恶心、呕吐。抑制下丘脑释放促性腺激素释放激素、促肾上腺皮质激素释放激素等。

**2. 平滑肌**

(1) 胃肠道平滑肌:吗啡减少胃肠蠕动,提高胃肠张力,引起便秘。

(2) 胆道平滑肌:治疗量吗啡引起胆道奥狄括约肌痉挛性收缩,可致胆绞痛。应用阿托品可部分缓解。

(3) 其他平滑肌:吗啡降低子宫张力,可延长产妇分娩时程;提高输尿管平滑肌及膀胱括约肌张力,可引起尿潴留;大剂量可引起支气管收缩,诱发或加重哮喘。

**3. 心血管系统**

(1) 血压:能扩张血管,降低外周阻力,发生直立性低血压。

(2) 颅内压:抑制呼吸时体内二氧化碳蓄积,间接扩张脑血管而使颅内压升高。

(3) 心肌:对心肌缺血性损伤具有保护作用。

**4. 其他**    抑制免疫系统和人类免疫缺陷病毒(HIV)蛋白诱导的免疫反应。

## （二）临床用途

**1. 镇痛**    用于各种原因的疼痛,但仅用于癌症剧痛和其他镇痛药无效时的短期应用,缓解心肌梗死引起的剧痛。特点:作用强、中枢性镇痛作用、成瘾性。

**2. 心源性哮喘辅助治疗**    系急性左心衰和急性肺水肿引起,需综合治疗,除强心、利尿、给氧外,静脉注射吗啡可产生良好效果。治疗机制:①吗啡扩张血管,减少回心血量,减轻心脏负担;②镇静作用,消除患者焦虑、恐惧情绪;③抑制呼吸,降低呼吸中枢对二氧化碳的敏感性,使呼吸由浅快变深慢。

**3. 止泻**    阿片酊可治疗单纯性腹泻。

## （三）不良反应

**1. 治疗量**    产生恶心、呕吐、便秘、排尿困难等。

**2. 耐受性及依赖性**    前者是指长期用药后中枢神经系统对其敏感性降低,需要增加剂量才能达到原来的药效。后者是指本类药物被人们反复使用后,使用药者对它们产生瘾癖的特性,又可分为身体依赖性和精神依赖性。

**3. 急性中毒**    表现为昏迷、瞳孔极度缩小、深度呼吸抑制、严重缺氧以及尿潴留等,多死于呼吸麻痹。抢救:人工呼吸,适量给氧,静脉注射纳洛酮。

## （四）用法用量

(盐酸吗啡)注射剂:10 mg/mL。片剂:5 mg。每次 5～10 mg;皮下注射每次 10 mg。极量:口服每次 30 mg,100 mg/d;皮下注射每次 20 mg,60 mg/d。

## （五）注意事项

(1)禁用于分娩止痛和哺乳期妇女止痛。

(2)支气管哮喘、肺心病、颅内压增高患者,新生儿、婴儿及肝功能严重减退患者禁用。

(3)因吗啡的耐受性及依赖性,临床常用哌替啶代替吗啡用于各种剧痛。

# 可  待  因

## （一）药理作用

作用与吗啡相似,但强度较弱。镇痛作用为吗啡的 1/10 左右,镇咳作用为吗啡的 1/4 左右。

## （二）临床用途

用于中等程度的疼痛和剧烈干咳。

## （三）不良反应

无明显便秘、尿潴留及直立性低血压等副作用,欣快感及成瘾性也低于吗啡。

## （四）用法用量

（磷酸可待因）片剂：15～30 mg，每日 3 次。极量：每次 100 mg，每日 250 mg。

## （五）注意事项

本品仍属于限制性应用的麻醉药品，对于含可待因成分的止咳糖浆，患者也需凭医生处方才能购买使用。

## 哌　替　啶

哌替啶又名杜冷丁、麦啶。

## （一）药理作用

(1) 镇痛强度为吗啡的 1/10～1/7。
(2) 镇静、呼吸抑制、致欣快感和扩血管作用与吗啡相当。
(3) 不引起便秘和尿潴留，不延长产程。
(4) 大剂量可引起支气管平滑肌收缩。

## （二）临床用途

(1) 镇痛：代替吗啡用于各种剧痛（创伤、术后、癌症）、内脏绞痛（与解痉药合用）、分娩痛（产前 2～4 h 不用）。
(2) 心源性哮喘。
(3) 麻醉前给药。
(4) 人工冬眠（与氯丙嗪，异丙嗪合用）。

## （三）不良反应

(1) 治疗量时副作用与吗啡相似。
(2) 剂量过大可明显抑制呼吸。
(3) 久用可产生耐受性和成瘾性。

## （四）用法用量

（盐酸哌替啶）注射剂：50 mg/mL，100 mg/2 mL。肌内注射，每次 50～100 mg。极量：肌内注射每次 150 mg，每日 600 mg。

## （五）注意事项

(1) 诊断未明的急性腹痛、支气管哮喘和肺心病患者禁用。
(2) 禁用于哺乳期妇女和产前 2～4 h 内分娩止痛。
(3) 其他禁忌证与吗啡相同。

# 美 沙 酮

## （一）药理作用

（1）美沙酮与吗啡比较，镇痛作用强度相当，持续时间较长，镇静作用较弱，耐受性与成瘾性发生较慢，戒断症状略轻。

（2）口服美沙酮后再注射吗啡不能引起原有的欣快感，亦不出现戒断症状，因而使吗啡的成瘾性减弱。

## （二）临床用途

（1）适用于创伤、手术及晚期癌症等所致剧痛。

（2）广泛用于吗啡、海洛因等成瘾的脱毒治疗。

## （三）不良反应

（1）副作用与吗啡相似。

（2）皮下注射有局部刺激作用，可致疼痛硬结。

## （四）用法用量

（盐酸美沙酮）片剂：2.5 mg。注射剂：5 mg/1 mL。口服每次 5～10 mg，每日 2～3 次。肌肉注射每次 5～10 mg。

## （五）注意事项

禁用于分娩止痛，以免影响产程和抑制胎儿呼吸。

# 芬太尼及其同系物

## （一）药理作用

芬太尼为短效镇痛药（强度为吗啡的 100 倍），舒芬太尼和阿芬太尼均为芬太尼的类似物，舒芬太尼的镇痛作用强于芬太尼，是吗啡的 1000 倍，而阿芬太尼弱于芬太尼。

## （二）临床用途

（1）芬太尼用于麻醉辅助用药和静脉复合麻醉，或与氟哌利多合用于神经阻滞镇痛；透皮贴用于中至重度癌性疼痛的患者。

（2）舒芬太尼和阿芬太尼两药对心血管系统影响小，常用于心血管手术麻醉。

## （三）不良反应

（1）副作用有眩晕、恶心、呕吐及胆道括约肌痉挛。

（2）大剂量产生明显的肌肉僵直，可采用纳洛酮或肌松药对抗。

（3）静脉注射过快可产生呼吸抑制。

（4）成瘾性较吗啡、哌替啶小。

## （四）用法用量

（枸橼酸芬太尼）注射剂：0.1 mg/2 mL；皮下或肌内注射每次 0.05～0.1 mg。

## （五）注意事项

支气管哮喘、脑损伤或脑肿瘤、重症肌无力患者及 2 岁以下小儿禁用。

# 三、阿片受体部分激动剂

阿片受体部分激动剂的共同特点：大多数具有部分激动剂特点，有些药物对某些受体亚型是激动剂，而对另外一些亚型则是拮抗剂，又称阿片受体混合型激动-拮抗剂。以镇痛作用为主，依赖性较小，呼吸抑制作用较弱，但致焦虑、幻觉等精神症状。

## 喷他佐辛

激动 κ 受体，镇痛作用强度为吗啡的 1/3，没有列入麻醉药（成瘾性小），但仍为"精神药物"范围。剂量增大能引起烦躁、幻觉、噩梦、血压升高、心率增快（提高血浆中 NA 水平有关）、思维障碍和发音困难等。用于各种慢性疼痛，不适用于心肌梗死时的疼痛。

# 四、其他镇痛药

## 曲　马　多

本品为 μ 受体弱激动剂，NA、5-HT 再摄取抑制剂。镇痛效力类似喷他佐辛，镇咳的作用为可待因的一半。呼吸抑制、致平滑肌痉挛和依赖性均较弱，无明显心血管作用，适用于中、重度急慢性疼痛。

## 罗　通　定

有效部分为延胡索乙素左旋体，有镇静、安定、镇痛和中枢性肌肉松弛作用，可能与促进脑啡肽和内脑啡肽合成和释放，阻断脑内多巴胺受体有关。对慢性持续性钝痛效果较好，用于胃肠系统钝痛、一般性头痛、脑震荡后头痛，对创伤性和癌性疼痛效果较差。

# 五、阿片受体拮抗剂

## 纳　洛　酮

对各型阿片受体都有竞争性拮抗作用。其临床用途如下：①治疗阿片类药物过量中毒：解救呼吸抑制和中枢抑制。②诊断吸毒成瘾：可诱发戒断症状。③用于酒精中毒，感染中毒性休克的治疗。④实验研究工具药。其同类药有纳曲酮。

# 延 胡 索

## （一）药理作用

本品活血、理气、止痛,其作用为:

**1. 镇痛** 能显著提高痛阈,延胡索乙素的镇痛作用较强,延胡索丑素其次。粉剂和醇制浸膏的作用优于煎剂。延胡索乙素对轻度痉挛性疼痛的有效率与杜冷丁相当。

**2. 镇静** 有效成分为延胡索乙素、延胡索丑素。延胡索乙素作用较强,并有催眠作用。

**3. 解痉** 延胡索乙素、延胡索丑素能使肌肉松弛,与前人观察到的延胡索"能治肢体拘挛"的结论相符。延胡索乙素作用较强,且在抗惊厥方面与苯妥英钠略有协同作用。

**4. 中枢性镇吐** 延胡索乙素对大白鼠促肾上腺皮质激素(ACTH)分泌活动有刺激作用。

## （二）临床用途

延胡索为止痛常用药,前人推崇为"专治一身上下诸痛"。无论头痛、胸腹痛、胁痛、月经痛、关节痛、跌打损伤痛,凡由气血凝滞引起,属纯痛性质,都可应用,收效速而性不燥烈,止痛效果比较确实。临床较多用于治疗妇科痛经,配当归、白芍(或赤芍),作为治疗各型痛经的基本药物,再随证配伍,代表方为延胡索散,或与八珍汤相配。

治胁痛、肝区痛,配川楝子,或配枳壳、香附、郁金等;治胃脘痛配高良姜、香附等(单用延胡索乙素治胃溃疡痛亦有效),身痛配秦艽等。

## （三）不良反应

尚不明确,有待收集实验数据。

## （四）用法用量

3～9 g,虽可入煎剂,但以粉剂和醇制浸膏效果较好。醋制剂生物碱总含量较高,前人经验亦认为醋炒后活血效果较好,但醋制浸膏毒性较大,不宜用。

## （五）注意事项

用于虚证最好与补益气血药同用。

（王仕翠）

# 实验三　阿司匹林的解热作用

本实验共 2 个学时。

【目的】　注射伤寒副伤寒疫苗使动物发热后,观察阿司匹林的解热作用。

【原理】　下丘脑体温调节中枢通过对产热及散热两个过程的精细调节,使体温维持于相对恒定的水平。阿司匹林又称乙酰水杨酸,为解热镇痛抗炎药的代表。阿司匹林可使发热患者的体温恢复正常。感染、组织损害、炎症或其他疾病状态都引起发热,他们共同的特征是促进 IL-1、IL-6、IL-8、TNF 等细胞因子产生,进而促进下丘脑视前区附近前列腺素 $E_2$ 合成增加,通过 cAMP 触发下丘脑的体温调节中枢以增加产热,体温升高。解热镇痛抗炎药不直接抑制前列腺素产生的发热作用,但可抑制内热源引起的发热。

【动物】　家兔 3 只。

【器材与药品】

**1. 药品**　5％阿司匹林溶液、伤寒副伤寒疫苗、生理盐水、液状石蜡。

**2. 器材**　肛温计、台式磅秤、兔笼、2 mL 注射器、5 mL 注射器、6 号针头、酒精棉球、凡士林、卫生纸。

【方法】

(1) 取家兔 3 只,称重,编号(甲、乙、丙),测其正常时的肛温并记录。

(2) 给甲、乙两家兔分别静脉注射伤寒副伤寒疫苗($1 \times 10^{10}$)0.5 mL/kg,使之发热。

(3) 待体温比原来升高 1 ℃ 左右时(0.5～1 h),分别给甲、乙两家兔腹腔注射下列药物:①甲兔:生理盐水,2 mL/kg。②乙兔:5％阿司匹林溶液 2 mL/kg。③丙兔(未发热):5％阿司匹林溶液 2 mL/kg。

给药后每隔 15 min 测量各兔体温共 6 次,并记录之。

【结果记录】

| 家兔 | 第一次/(℃) | 第二次/(℃) | 第三次/(℃) | 第四次/(℃) | 第五次/(℃) | 第六次/(℃) |
|------|------|------|------|------|------|------|
| 甲兔 | | | | | | |
| 乙兔 | | | | | | |
| 丙兔 | | | | | | |

以时间为横坐标,体温为纵坐标,将 3 只家兔体温的变化以曲线表示,绘出曲线图。

【注意事项】

(1) 实验中尽量保持室内安静,避免家兔挣扎,以防影响体温。

(2) 每只家兔固定用一支肛温计,测体温前将水银柱甩至 35 ℃ 以下,测肛温时应在温度计探头上应涂少许液状石蜡,每次肛门插入深度应相同(一般约 5 cm),测 3 min 后取出。

(3) 应选用健康家兔,体重在 1.5 kg 以上,雌性未孕,正常体温在 39 ℃ 左右为合适。

(4) 如无伤寒副伤寒疫苗亦可用牛奶(煮沸后去脂),于每兔臀部肌内注射,每只约 5 mL,在实验前 3 h 注射亦可引起家兔发热。

【讨论】　通过实验比较阿司匹林与氯丙嗪对体温影响的异同点。

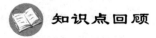

**知识点回顾**

解热镇痛抗炎药(antipyretic,analgesic and anti-inflammatory drugs)是一类具有解热、镇痛,而且大多数还有抗炎、抗风湿作用的药物,又称为非甾体抗炎药(non-steroidal anti-inflammatory drugs,NSAIDs)。解热镇痛抗炎药的作用机制是抑制机体内环氧酶(COX)的合成,从而减少前列腺素(prostaglandin,PG)的生物合成。

# 一、药理作用及其特点

## （一）解热作用

（1）仅使体温降至正常，对正常体温无影响。

（2）仅影响散热过程，不影响产热过程。

（3）解热机制是抑制下丘脑体温调节中枢环加氧酶（PG 合成酶）活性，从而抑制 PG 的合成。

## （二）镇痛作用

（1）本类药物为非麻醉性（非成瘾性）镇痛药，无欣快感、耐受性、呼吸抑制。

（2）镇痛强度弱于哌替啶，对慢性钝痛有效，对创伤性剧痛、内脏绞痛无效。

（3）镇痛作用部位主要在外周。

（4）镇痛机制是抑制局部 PG 合成，减轻 PG 致痛作用，且降低痛觉感受器对缓激肽致痛作用的敏感性。

## （三）抗炎、抗风湿作用

除苯胺类外，其他药均有此作用，能抑制局部 PG 合成，使炎症缓解或消失。

## （四）抗血小板聚集作用

阿司匹林可抑制 PG 合成酶，减少血栓素 $A_2$（$TXA_2$）形成，从而抑制血小板聚集和血栓形成。

# 二、临床用途

常用的 NSAIDs 分类及代表药见表 9-1。

**表 9-1  常用的 NSAIDs 分类及代表药**

| 分　类 | 代　表　药 | 主　要　特　点 |
| --- | --- | --- |
| 非选择性环氧酶抑制药 | | |
| 水杨酸类 | 阿司匹林 | 解热、镇痛、抗炎等作用，有胃肠道反应及出血倾向 |
| 苯胺类 | 对乙酰氨基酚 | 有解热、镇痛作用，抗炎作用极弱，胃肠道反应常见 |
| 吲哚类 | 吲哚美辛 | 强效抗炎、镇痛药作用，不良反应发生率高 |
| 芳基乙酸类 | 双氯芬酸 | 中等强度抗炎镇痛药，不良反应发生轻 |
| 芳基丙酸类 | 布洛芬 | 一线药，不良反应发生率低 |
| 烯醇酸类 | 吡罗昔康 | 胃肠系统不良反应发生约为 20%，耳鸣、皮疹等 |
| | 美洛昔康 | 与其他非选择性 COX 抑制药比较，胃肠系统反应轻 |
| 烷酮类 | 萘丁美酮 | 前体药，肝脏激活，不良反应较少，解热作用显著 |

续表

| 分　类 | 代　表　药 | 主　要　特　点 |
|---|---|---|
| 异丁芬酸类 | 舒林酸 | 前体药,体内转化为磺基代谢物,不良反应中等程度 |
| 选择性环氧酶-2抑制药 | | |
| 二芳基吡唑 | 塞来昔布 | 胃肠系统毒性显著降低 |
| 二芳基呋喃酮类 | 罗非昔布 | 胃肠系统毒性显著降低 |

# 三、水杨酸类

## 阿司匹林

### (一) 药理作用和临床应用

**1. 解热、镇痛、抗炎、抗风湿**　临床用于感冒发热及头痛、牙痛、神经痛等慢性钝痛;急性风湿热患者、类风湿性关节炎,目前仍是急性风湿热、风湿性关节炎,及类风湿性关节炎的首选药。

**2. 影响血栓形成**　小剂量阿司匹林可选择性抑制血小板 COX,减少 $TXA_2$ 的生成,从而抑制血小板聚集,防止血栓的形成。较大剂量的阿司匹林,能抑制血管内膜的 COX,使前列环素 $I_2$($PGI_2$)合成减少,而 $PGI_2$ 是 $TXA_2$ 的生理性对抗剂,其合成减少可促进血栓的形成。因此,小剂量阿司匹林用于预防冠状动脉血栓、心肌梗死等病发作(预防给药剂量为半片/日,50~100 mg);较大剂量促进血栓形成,应注意药物蓄积,避免引起不良反应。

### (二) 不良反应

**1. 胃肠道反应**　最为常见,低浓度时是因为直接刺激胃黏膜所致,高浓度时有刺激延髓催吐化学感受区因素参与。较大剂量口服可以引起胃溃疡及胃出血,餐后服药或同服止酸药可减轻胃肠道反应。

**2. 加重出血倾向**　一般剂量可抑制血小板凝集,使血液不易凝固,出血时间延长,大剂量可以抑制凝血酶原的形成,引起凝血障碍,加重出血倾向,维生素 K 可以预防。严重肝病,有出血倾向的疾病如血友病患者、产妇和孕妇禁用。

**3. 水杨酸反应**　剂量过大(5 g/d)时,出现头痛、眩晕、恶心、呕吐、耳鸣及视、听力减退,总称为水杨酸反应,是水杨酸类中毒的表现,严重者可出现过度呼吸、高热、脱水、酸碱平衡失调,甚至精神错乱。严重中毒者应立即停药,静脉滴注碳酸氢钠溶液,并碱化尿液,加速水杨酸盐自尿排泄。

**4. 过敏反应**　某些哮喘患者服用阿司匹林或其他解热镇痛药后可诱发哮喘,称为"阿司匹林哮喘",可用抗组胺药和糖皮质激素治疗。哮喘、鼻息肉及慢性荨麻疹患者禁用阿司匹林。

**5. 瑞夷综合征**　在儿童感染病毒性疾病(如流感等)使用阿司匹林退热时,偶可引起急性肝脂肪变性-脑病综合征(瑞夷综合征),以肝衰竭合并脑病为突出表现。病毒感染患儿不宜用阿司匹林,可用对乙酰氨基酚代替。

**6. 对肝脏的影响**　对正常人肾功能并无明显影响,但在少数人(特别是老年人),伴有心、肝、肾功能损害的患者，可引起水肿、多尿的肾小管功能受损的症状。

### （三）用法用量

阿司匹林肠溶片：100 mg。解热镇痛：每次 0.3～0.6 g，每天 3 次，饭后服。抗风湿：3～5 g/d，分 4 次服，症状控制后逐渐减量。

### （四）注意事项

（1）手术前 1 周应停用，避免凝血功能障碍，造成出血不止。

（2）饮酒后不宜用，因为可加剧胃黏膜屏障损伤，从而导致胃出血。

（3）潮解后不宜用，阿司匹林遇潮分解成水杨酸与醋酸，服后可造成不良反应。

（4）凝血功能障碍者、溃疡患者，应避免使用。

（5）哮喘患者避免使用，有部分哮喘患者可在服用阿司匹林后出现过敏反应，如荨麻疹、喉头水肿、哮喘大发作。

（6）不宜长期大量服用。

（7）病毒性感染伴有发热的儿童不宜使用，有报道称 16 岁以下的儿童、少年患流感、水痘或其他病毒性感染，再服用阿司匹林，出现严重的肝功能不全合并脑病症状，虽少见，却可致死。

## 四、其他解热镇痛抗炎药

**1. 苯胺类——对乙酰氨基酚（扑热息痛）**　抑制中枢神经系统 PG 合成，对外周组织 COX 无明显作用。仅有解热镇痛作用，几乎无抗炎、抗风湿作用。主要用于退热和镇痛，不良反应少，小儿发热常用。

**2. 吡唑酮类——保泰松**　抗炎、抗风湿作用强，解热作用弱。临床主要用于治疗风湿性、类风湿性关节炎，强直性脊柱炎，对急性进展期疗效较好；大剂量可治疗急性痛风。但不良反应较多，现已少用。

**3. 吲哚类——吲哚美辛（消炎痛）**　最强的 PG 合成酶抑制药之一。对 COX-1 和 COX-2 均有强大的抑制作用，有显著抗炎及解热作用，不良反应多，仅用于其他同类药不能耐受或疗效不佳患者。

**4. 芳基丙酸类——布洛芬**　有明显的抗炎、解热、镇痛作用，是第一个应用到临床的芳基丙酸类 NSAIDs。临床主要用于风湿性关节炎、骨关节炎等，胃肠道反应是最常见的不良反应。

（王仕翠）

# 实验四　普鲁卡因与丁卡因的表面麻醉作用

本实验共 2 个学时。

【目的】　观察普鲁卡因与丁卡因表面麻醉作用。

【原理】　局麻药是一类以适当的浓度应用于局部神经末梢或神经干周围的药物,本类药物能暂时、完全和可逆地阻断神经冲动的产生和传导,在意识清醒的条件下可使局部痛觉等感觉暂时消失,同时对各类组织无损伤性影响。表面麻醉是将穿透性强的局麻药涂于黏膜表面使黏膜下神经末梢麻醉。

【动物】　家兔 1 只。

【器材与药品】

**1. 药品**　1‰盐酸普鲁卡因溶液、1‰盐酸丁卡因溶液。

**2. 器材**　滴管、手术剪、家兔固定器。

【方法】

（1）取家兔 1 只,放入家兔固定器中,剪去两眼睫毛。分别用兔须轻触两眼角膜的上、中、下、左、右 5 个位点,观察、记录正常眨眼反射情况。

（2）用拇指和食指将家兔的左眼下眼睑拉成杯状,并用中指压住鼻泪管,滴入 1‰盐酸普鲁卡因溶液 2 滴。轻轻揉动下眼睑,使药液与角膜充分接触,保留 1 min 后放手任药液自溢。向右眼用同样方法滴入 1‰盐酸丁卡因溶液 2 滴。

（3）滴药后两眼每隔 5 min 分别测试眨眼反射 1 次,直到 30 min 为止。记录并比较两药麻醉作用有何不同。

【结果记录】

**普鲁卡因与丁卡因的表面麻醉作用比较**

| 兔眼 | 药物 | 用药前眨眼反射 | 用药后眨眼反射 | | | | | |
|---|---|---|---|---|---|---|---|---|
| | | | 5 min | 10 min | 15 min | 20 min | 25 min | 30 min |
| 左 | | | | | | | | |
| 右 | | | | | | | | |

【注意事项】

（1）滴药时应按压鼻泪管,以防药液进入鼻腔。

（2）用于刺激兔角膜的兔须宜软硬适中,实验中应用同一根兔须,刺激强度力求一致。

（3）刺激兔角膜时兔须不可触及睫毛或眼睑,以免影响实验结果。

【讨论】　简述局麻药的不良反应。

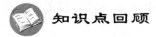 知识点回顾

# 一、概述

局麻药从给药部位吸收后或直接进入血液循环后引起全身作用。对中枢神经系统的作用是先兴奋后抑制,初期表现为眩晕、惊恐不安、多言、震颤和焦虑,甚至发生神志错乱和阵挛性惊厥,之后进入昏迷和呼吸衰竭等抑制状态。局麻药可降低心肌兴奋性,减慢传导速度和减弱心肌收缩力。大多数局麻药还能扩张血管,加速局麻药的吸收,变态反应较为少见。在少量用药后立即发生类似过量中毒的症状,出现荨麻疹、支气管痉挛及喉头水肿等症状。

## 二、表面麻醉

将穿透力强的局麻药施用于黏膜表面,使其透过黏膜而阻滞位于黏膜下的神经末梢,使黏膜产生麻醉现象,称表面麻醉。眼、鼻、咽喉、气管、尿道等处的浅表手术或内镜检查常用此法。眼用滴入法,鼻用涂敷法,咽喉、气管用喷雾法,尿道用灌入法。常用药物为1%～2%丁卡因或2%～4%利多卡因。因眼结膜和角膜组织柔嫩,故滴眼需用0.5%～1%丁卡因。气管和尿道黏膜吸收较快,应减少剂量。下面主要介绍普鲁卡因与丁卡因。

### 普 鲁 卡 因

普鲁卡因是局麻药,临床常用其盐酸盐,又称"奴佛卡因",为白色结晶或结晶性粉末,易溶于水,毒性比可卡因小。注射液中加入微量肾上腺素,可延长作用时间。用于浸润麻醉、"封闭疗法"等。除用药过量引起中枢神经系统及心血管系统反应外,偶见过敏反应,用药前应做皮肤过敏试验(简称皮试)。其代谢产物对氨基苯甲酸(PABA)能减弱磺胺类药物的抗菌效力。

### (一)药理作用

毒性较小,是常用的局麻药之一。本药属短效酯类局麻药,亲脂性低,对黏膜的穿透力弱。一般不用于表面麻醉,常局部注射用于浸润麻醉、传导麻醉、蛛网膜下腔麻醉和硬膜外麻醉。注射给药后1～3 min起效,可维持30～45 min,加用肾上腺素后维持时间可延长20%。普鲁卡因在血浆中能被酯酶水解,转变为PABA和二乙氨基乙醇,前者能对抗磺胺类药物的抗菌作用,故应避免与磺胺类药物同时应用。普鲁卡因也可用于损伤部位的局部封闭。过量应用可引起中枢神经系统和心血管反应。有时可引起过敏反应,故用药前应做皮试,但皮试阴性者仍可发生过敏反应。对本药过敏者可用氯普鲁卡因和利多卡因代替。

**1. 药效学**

(1)作用于外周神经,能制止和阻滞神经冲动的产生和传递,使神经组织的膜电位稳定,减少$Na^+$的渗透,使正常的极化与去极化交替受阻,神经冲动传递无由进行,临床上称为传导阻滞。

(2)作用于中枢神经,一般为先兴奋而后抑制正常活动,作用强弱与血药浓度相关,属于中毒反应的先兆。

(3)作用于心血管系统,一次量静脉注射继以静脉滴注,可使病态心搏恢复正常,作用快,常用于抢救。值得注意局麻药液内常加入适当的肾上腺素,一般为5 μg/mL,神经阻滞时可加倍,蛛网膜下腔阻滞时以100 μg/mL为限。目的在能使局部血管收缩,减少血流量,局麻药物吸收减慢,作用持续时间延长,相应的手术区渗血减少。此外临床上常将作用起效快而持续时间短的与起效慢持续时间长的药物配成局麻药混合液(如1.6%利多卡因+0.2%丁卡因或1%利多卡因+0.2%丁卡因的混合液用于硬膜外阻滞),相互取长补短,使用也很普遍,但应格外注意两者毒性的相加。

**2. 药动学**

(1)吸收:除表面局麻外,不论从哪一途径给药,吸收都较完全,血管丰富的区域更快,静脉注射时即刻进入心脏,硬膜外阻滞时药物可由该处静脉丛经奇静脉而进入心脏,应谨慎。

（2）代谢：局麻药按其化学结构分为酯和酰胺两族，酯族大部分由血浆胆碱酯酶水解转化，酰胺族则绝大部分经肝转化代谢。

（3）起效时间，一般为 5～15 min，随各药而异，通常局麻药离解常数决定该药的起效，离解常数越接近生理 pH(7.4)，则起效就越快。静脉注射和气管支气管喷雾为 1～3 min。

（4）血药峰值和作用持续时间，依据吸收、代谢和体内分布三者彼此不一致而异；局麻药与蛋白结合多少明显影响局麻药时效，而不影响起效快慢与药效强弱。

（5）排泄：一般的代谢产物均经肾脏排泄，但尿中可有原形药排出，普鲁卡因有 2%、布比卡因 6%、利多卡因 10%、依替卡因 1%、甲哌卡因高达 16%，仅极少量由于进入胆汁后肠道吸收不完全，出现于粪便中。

## （二）临床用途

普鲁卡因不仅是局麻药物，而且在临床各科许多疾病治疗当中也有广泛的应用。

**1. 在儿科的临床应用**　用于治疗百日咳。普鲁卡因静脉封闭疗法可阻断或减少支气管黏膜刺激的传入冲动，阻断强烈刺激向延髓至大脑皮层传导，可减少痉咳，同时对支气管平滑肌有解痉作用，有利于分泌物排出，从而减少阵咳，防止窒息。

**2. 在皮肤科的临床应用**

（1）治疗带状疱疹：带状疱疹病毒潜伏于感觉神经节的神经元内，当机体免疫功能低下时，病毒被激活，并沿周围神经纤维在该区皮肤发生疱疹。普鲁卡因可阻断病变部位恶性刺激的向心传导，促进病变部位新陈代谢。

（2）治疗过敏性紫癜：过敏性紫癜是一种以广泛的小血管炎症为病理基础的毛细血管变态反应性疾病，普鲁卡因稀释成 0.05% 左右低浓度缓慢静脉滴注可起到"静脉封闭"、抑制血管无菌性炎症的作用，使血管炎症损伤部位的症状得到缓解。

（3）治疗皮肤瘙痒症：普鲁卡因可阻滞神经传导，使患者瘙痒减轻或消失；抑制血小板凝聚，改善局部血液循环；调节细胞代谢阻止局部皮肤的异常增生。

（4）治疗神经性皮炎：神经性皮炎是一种神经功能障碍性皮肤病，以剧烈瘙痒及皮肤局限性苔藓样变为特征。普鲁卡因封闭疗法能阻断恶性刺激，保护神经系统，使其恢复正常功能。

**3. 在妇产科的临床应用**

（1）治疗宫颈性难产：普鲁卡因做宫颈注射对治疗宫颈性难产有显著疗效。其方法简便易行，疗效好，值得推广，增加了阴道分娩率，降低了剖宫产率。

（2）治疗宫颈水肿：普鲁卡因通过黏膜吸收，神经末梢得到麻醉，缓解肌紧张，使宫颈组织松弛，有促进发展产程作用。

（3）催产作用：普鲁卡因麻醉作用与阿托品松弛宫颈环肌的作用联合使用于产程中（宫颈注射），可达到催产、明显缩短产程及镇痛的作用。

**4. 在消化科的临床应用**　用于治疗胰腺炎。普鲁卡因是一种钙离子非选择性抑制剂，可以抑制微循环内皮细胞超极化，保护细胞膜的稳定性，也可增加前列环素和细胞内黏附分子-1 的释放以保护微循环；同时能增加腹腔内淋巴液回流，减轻炎症造成的水肿，从而达到改善内脏器官微循环的目的。

**5. 在呼吸科的临床应用**　用于治疗咯血。静脉滴注普鲁卡因能够扩张外周血管，减少回心血量。肺结核咯血患者滴注后，通过扩张肺部的毛细血管，使肺循环的阻力下降，从而降低肺动脉压，减少肺的血流量，达到止血目的。普鲁卡因通过穴位注射可对穴位产生一种持续良性刺激,在 24 h 内保持一定的"针感",产生适度的血管收缩状态以达到止血的目的。

## (三) 不良反应

(1) 主要用于浸润麻醉。
(2) 用于下腹部需时不长的手术,亦可用于四肢的局部静脉麻醉。
(3) 用于"封闭疗法",治疗某些损伤和炎症,可使损伤、炎症部位的症状得到一定的缓解。
(4) 用于纠正四肢血管舒缩功能障碍。
(5) 治疗神经官能症。

## (四) 用法用量

局部注射:注射液浓度多为 0.25%～0.5%,用量视病情需要而定,但每小时不可超过 1.5 g。其麻醉时间短可加入少量肾上腺素(1:1),以延长作用的时间。口腔科麻醉有时用 2%～4%浓度溶液。

## (五) 注意事项

(1) 高浓度药液误注入血管时,可引起不安、飘浮感、头晕、意识不清、口周感觉异常、耳鸣,以及面部及远端肢体震颤;随后可出现紧张性阵挛性抽搐。血浆浓度很高时,可抑制呼吸而出现呼吸停止和昏迷。
(2) 用量过大,可能引起恶心、出汗、脉速、呼吸困难、颜面潮红、谵妄、兴奋、惊厥,对惊厥可静脉注射异戊巴比妥解救。
(3) 腰麻时,常出现血压下降,可在麻醉前肌内注射麻黄碱 15～20 mg 以预防。
(4) 有时出现过敏性休克,故用药前应询问患者过敏史,对有过敏性体质的患者应做皮内试验(0.25%溶液 0.1 mL 皮内注射)。
(5) 不宜与葡萄糖液配伍,因可使其局麻作用降低。

# 丁 卡 因

常用其盐酸盐,为白色结晶或结晶性粉末;无臭,味微苦,有麻舌感。在水中易溶,在乙醇中溶解,在乙醚或苯中不溶。

## (一) 药理作用

局麻作用比普鲁卡因强(比普鲁卡因大 10 倍),毒性亦较大(比普鲁卡因大 10～12 倍);作用迅速,1～3 min 即生效,可维持 2～3 h。因毒性较大,一般不做浸润麻醉。

## (二) 临床用途

能透过黏膜,主要用于黏膜麻醉。

## (三) 不良反应

主要有过敏反应及毒性反应。

## （四）用法用量

常用注射液：盐酸丁卡因 50 mg(5 mL)。粉剂：注射用盐酸丁卡因 50 mg。

（1）眼科用 0.5%～1% 溶液，无角膜损伤等严重不良反应。

（2）鼻喉科用 1%～2% 溶液，总量不得超过 20 mL。应用时应于每 3 mL 中加入 0.1% 盐酸肾上腺素溶液 1 滴。

（3）浸润麻醉用 0.025%～0.03% 溶液，神经传导阻滞用 0.1%～0.3% 溶液。

（4）腰麻时用 10～15 mg 与脑脊液混合后注入。

（5）硬膜外麻醉用 0.15%～0.3% 溶液，与利多卡因合用时最高浓度为 0.3%。

（6）极量：用于浸润麻醉、神经传导阻滞，1 次 0.1 g。

## （五）注意事项

（1）大剂量可致心脏传导系统和中枢神经系统抑制。

（2）为避免误入血管内，每次推药前必须回吸无血后方可注射。

（曹瑞竹）

# 实验五　利多卡因的传导麻醉作用

本实验共 2 个学时。

【目的】　观察局麻药对神经冲动传导的抑制作用。

【原理】　神经冲动的发生和传导与细胞膜上 $Na^+$ 通道的开放和 $Na^+$ 内流有关。其客观指标是神经兴奋时产生的动作电位。局麻药可阻滞 $Na^+$ 内流，从而抑制神经冲动的发生与传导，可产生局部麻醉作用。

【动物】　家兔(1 只,1.5 kg)。

【器材与药品】

**1. 药品**　2% 利多卡因溶液、2% 碘酒、75% 乙醇溶液。

**2. 器材**　婴儿秤一台、5 mL 注射器 1 只,眼科剪 1 把、干棉球、乙醇棉球、7 号针头。

【方法】

（1）取家兔 1 只,置于婴儿秤称重,观察并记录其正常四肢活动情况及身体的运动情况,用注射器针头(7 号针头)刺家兔后肢测试有无痛觉反应。

（2）用剪刀剪去其腰骶部大约 20 cm 范围内的兔毛,再用 2% 碘酒与 75% 乙醇消毒。

（3）让家兔自然俯卧,将兔头夹在腋下,用手托起家兔的臀部,将家兔与实验者的手及前臂固定在胸前,让家兔的臀部尽量向腹部靠近,使其脊柱凸起。

（4）在家兔的髂骨嵴连线中点稍下方摸到第 7 腰椎间盘间隙,用另外一只手握针,针头沿第 7 腰椎间盘间隙向头部方向刺入,当针进到椎管内时,可感觉到家兔后肢跳动一下,此时注入 2% 利多卡因溶液 1 mL/kg,观察家兔后肢活动情况及对疼痛刺激的反应与用药前后有何不同。

【结果记录】

| 家兔体重/kg | 药物剂量/(mL/kg) | 用药前情况 | 用药后情况 |
| --- | --- | --- | --- |
| | | | |
| | | | |
| | | | |
| | | | |

【注意事项】 四肢活动及运动情况的观察,主要是观察用药前后四肢站立及行走的区别。

【讨论】 请用所学知识分析利多卡因的临床实际应用。

(夏乙平)

# 实验六 氯丙嗪的降温作用

本实验共 2 个学时。

## 家兔实验法

【目的】

(1) 观察氯丙嗪的降温作用,并掌握其降温作用特点。

(2) 学习家兔肛温测量的方法。

【原理】 氯丙嗪对下丘脑体温调节中枢具有很强的抑制作用,可使体温调节失灵,体温随着外界环境温度的变化而变化。

【动物】 家兔 4 只。

【器材与药品】

**1. 药品** 2.5％盐酸氯丙嗪溶液、生理盐水、液状石蜡。

**2. 器材** 婴儿秤、肛温计、5 mL 注射器、针头(5 号)、冰袋。

【方法】

(1) 取家兔 4 只,称重标记,观察正常活动情况。待家兔安静后,将家兔夹于腋下(兔头位于肘关节后方),左手抬起兔尾,暴露肛门,右手将涂有液状石蜡的肛温计缓慢插入肛门内 4～5 cm,放置 3～5 min 后取出,记录肛温(实验选取体温在 38.5～39.5 ℃的家兔)。

(2) 1 号与 2 号家兔分别经耳缘静脉注射 2.5％盐酸氯丙嗪溶液 0.3 mL/kg,3 号与 4 号家兔分别肌内注射生理盐水 0.3 mL/kg,记录给药时间。

(3) 将 1 号与 3 号家兔腹部放置冰袋,2 号与 4 号家兔置于室温下,分别于给药后 20 min、40 min 和 60 min 各测肛温 1 次,记录并观察家兔的体温变化及活动情况。

【结果记录】

| 兔号 | 体重/kg | 药物及剂量/mL | 条件 | 给药后肛温 | | | 温差/(℃) | 精神状态及活动情况 |
| --- | --- | --- | --- | --- | --- | --- | --- | --- |
| | | | | 20 min | 40 min | 60 min | | |
| 1 | | 2.5％盐酸氯丙嗪 | 冰袋 | | | | | |
| 2 | | 2.5％盐酸氯丙嗪 | 室温 | | | | | |
| 3 | | 生理盐水 | 冰袋 | | | | | |
| 4 | | 生理盐水 | 室温 | | | | | |

【注意事项】

(1) 测量体温时,应避免动物过度骚动,以免影响体温的准确性。

(2) 每次测量肛温时,肛温计插入肛门的深度和时间要始终保持一致,每只家兔最好固定使用一支肛温计,以免造成误差。

(3) 选取体重相近的家兔。

(4) 肛温计在使用前必须甩至 35 ℃以下,并涂上液状石蜡。

(5) 实验室温度可影响实验结果,应保持恒温,并在 35 ℃以下测定。

# 小白鼠实验法

【目的】

(1) 观察氯丙嗪对小白鼠的体温调节作用及环境对其作用的影响。

(2) 学习测量小白鼠肛温的实验方法。

【原理】 氯丙嗪对下丘脑体温调节中枢具有很强的抑制作用,可使体温调节失灵,体温随着外界环境温度的变化而变化。

【动物】 小白鼠 4 只。

【器材与药品】

**1. 药品** 0.08％盐酸氯丙嗪溶液、生理盐水、液状石蜡。

**2. 器材** 小动物电子秤、肛温计、1 mL 注射器、针头(4 号)、冰袋、大烧杯。

【方法】

(1) 取小白鼠 4 只,称重、标记,观察各鼠正常活动及精神状态,测量正常肛温。左手固定小白鼠,右手将涂有液状石蜡的肛温计缓慢插入小白鼠肛门内 1.5～2 cm,放置 3 min 后取出读数。每隔 2 min 测一次,每只测 3 次,取平均值作为小白鼠的正常体温值并记录。

(2) 给 1 号和 2 号小白鼠腹腔注射 0.08％盐酸氯丙嗪溶液 0.1 mL/10 g;3 号和 4 号小白鼠腹腔注射等量的生理盐水,记录给药时间。

(3) 将 1 号和 3 号小白鼠置于周围放置冰袋的大烧杯中,2 号和 4 号置于室温下的大烧杯中,记录烧杯内的温度。分别于给药后 20 min、40 min 和 60 min 时测量各小白鼠的肛温 2 次,取平均值记录,并观察其体温变化及活动情况。

**【结果记录】**

| 鼠号 | 体重/kg | 药物及剂量/mL | 条件 | 给药前肛温/(℃) | 给药后肛温 | | | 温差/(℃) | 精神状态及活动情况 |
|---|---|---|---|---|---|---|---|---|---|
| | | | | | 20 min | 40 min | 60 min | | |
| 1 | | 0.08%盐酸氯丙嗪 | 冰袋 | | | | | | |
| 2 | | 0.08%盐酸氯丙嗪 | 室温 | | | | | | |
| 3 | | 生理盐水 | 冰袋 | | | | | | |
| 4 | | 生理盐水 | 室温 | | | | | | |

**【注意事项】**

（1）肛温计在使用前必须甩至 35 ℃以下，并涂上液状石蜡。

（2）每次测量肛温时，肛温计插入肛门的深度和时间要始终保持一致，每只小白鼠最好固定使用一支肛温计，以免造成误差。

（3）选取体重相近的小白鼠。

（4）实验室温度可影响实验结果，应保持恒温，并在 35 ℃以下测定。

（5）测量体温时，应避免动物过度骚动，以免影响体温的准确性。

**【讨论】**

（1）氯丙嗪降温作用的机制是什么？

（2）氯丙嗪在临床上有哪些用途？

 **知识点回顾**

## 抗精神失常药氯丙嗪（冬眠灵）

# 一、药理作用和临床应用

## （一）对中枢神经系统的影响

**1. 抗精神病作用** 用于精神分裂症（阳性）及躁狂症，对冷漠（阴性）效应不显著。优点：加大剂量不引起麻醉，长期使用不产生耐受性。

**2. 镇吐作用** 具强大的镇吐作用。用于胃肠炎、肾衰竭、妊娠中毒、癌症及药物（洋地黄、吗啡等）引起的呕吐，对晕动症呕吐无效。

**3. 对体温的调节作用** 抑制下丘脑体温调节中枢，使体温调节失灵，因而机体体温随环境温度变化而变化。与解热镇痛药不同，本品降低高热体温的同时，也使正常体温降低。氯丙嗪增强哌替啶的药理作用，异丙嗪具有镇静催眠作用。

人工冬眠：氯丙嗪、哌替啶、异丙嗪用于严重创伤、感染性休克、高热惊厥等的辅助治疗，使机体度过危险的缺氧阶段，为抢救争取时间。

**4. 其他** 加强中枢抑制药的作用。

## （二）对自主神经系统的影响——副作用

（1）明显的 α 受体阻断作用（与酚妥拉明效应相同），不用于抗高血压（不良反应多）。

（2）阻断 M 受体：口干、便秘及视物模糊。

## （三）对内分泌系统的影响——副作用

氯丙嗪阻断结节-漏斗部通路的多巴胺受体。

## 二、不良反应

**1. 常见的不良反应**　根据药物作用机制，不良反应有多种类型。

**2. 锥体外系反应**　锥体外系反应是抗精神失常药的主要不良反应，长期大量服用氯丙嗪出现下列反应：①帕金森综合征；②急性肌张力障碍；③静坐不能；④迟发性运动障碍，其停药后难消失。前三种反应停药后可自行消失，用苯海索、东莨菪碱缓解。

**3. 其他**　过敏反应、急性中毒。

## 三、用法用量

（盐酸氯丙嗪）片剂：5 mg、12.5 mg、25 mg。注射液：10 mg/1 mL、25 mg/1 mL。口服，每次 12.5～50 mg，每日 3 次。肌内注射，每次 25～50 mg。治疗精神病宜从小剂量开始，轻症 300 mg/d，好转后用维持量 50～100 mg/d。

## 四、注意事项

以下情况的患者禁用此药：青光眼、乳腺增生症、乳腺癌患者，有癫痫史者，昏迷者，严重的肝功能损害者。

冠心病患者及老人慎用此药。

（曹瑞竹）

# 实验七　尼可刹米对呼吸抑制的解救

本实验共 1 个学时。

【目的】

（1）观察吗啡的呼吸抑制作用。

（2）观察尼可刹米对吗啡引起的呼吸抑制的解救作用，并联系其临床应用。

【原理】　尼可刹米治疗量可兴奋延髓呼吸中枢，临床常用于吗啡中毒等原因所致的呼吸抑制，但过量或反复给药则可引起惊厥。

【动物】　家兔 1 只。

**【器材与药品】**

**1. 药品**  1％盐酸吗啡溶液、5％尼可刹米溶液、20％乌拉坦溶液。

**2. 器材**  婴儿秤、铁支架、张力换能器、计算机生物信号采集系统、兔解剖台、5 mL 注射器、10 mL 注射器、5 号针头、酒精棉球、干棉球、胶布、静脉夹。

**【方法】**

(1) 取家兔 1 只,称重,以 20％乌拉坦溶液 5 mL/kg 经耳缘静脉麻醉,背位固定于兔解剖台上。

(2) 沿剑突切开皮肤约 1 cm,游离剑突,将膈肌连接于张力换能器上,将张力换能器连于计算机生物信号采集系统,描记一段正常呼吸曲线。

(3) 由耳缘静脉较快地注入 1％盐酸吗啡溶液 1～2 mL/kg,观察并记录呼吸频率和幅度的变化。

(4) 待出现明显呼吸抑制(呼吸频率明显减慢和幅度显著降低)时,立即由耳缘静脉缓慢注射 5％尼可刹米溶液 1 mL/kg,观察并记录呼吸有何变化。

(5) 待呼吸抑制缓解后,以稍快的速度追加尼可刹米 0.5 mL,观察惊厥是否出现。

(6) 本实验也可用 0.4％二甲弗林替代尼可刹米。

**【结果记录】**

| 家兔反应 | 给乌拉坦后 | 给盐酸吗啡后 | 给尼可刹米后 | 追加尼可刹米后 |
|---|---|---|---|---|
| 呼吸次数/(次/分) | | | | |
| 有无惊厥 | | | | |

**【注意事项】**

(1) 注射吗啡的速度要快,否则呼吸抑制不明显。

(2) 尼可刹米应事先准备好,当呼吸出现明显抑制时,立即由耳缘静脉注入,解救不及时易致动物死亡。

(3) 尼可刹米静脉注射的速度要慢,否则易致惊厥。

**【讨论】**

(1) 尼可刹米对呼吸抑制的机制是什么?

(2) 尼可刹米的应用范围和应用原则。

 **知识点回顾**

# 一、中枢兴奋药概述

## (一)药理作用

中枢兴奋药是能提高中枢神经系统功能活动的药物。根据中枢兴奋药的作用部位不同,分为大脑兴奋药、脑干兴奋药、脊髓兴奋药及对延髓生命中枢有兴奋作用的药物。常用的有尼可刹米、咖啡因、山梗菜碱(洛贝林)、克脑迷、细胞色素 C、氯酯醒、印防己毒、美解眠等。本类药物如使用剂量过大往往会引起惊厥、中枢抑制或昏迷,故须严格掌握用量。

## （二）临床用途

常用于严重传染病和麻醉药等中枢抑制药导致的昏迷和呼吸抑制。当巴比妥类中毒时临床抢救均以改善通气（如吸氧、人工呼吸）为主,同时洗胃、导泻及碱化尿液（以促进排出）,中枢兴奋药只作为辅助用药,且首选印防己毒,或抢救时送往医院途中使用。

尼可刹米（可拉明）能选择性地兴奋延髓呼吸中枢,也可作用于颈动脉体和主动脉体化学感受器,反射性地兴奋呼吸中枢,使呼吸加深加快,对血管运动中枢也有微弱的兴奋作用,一次静脉注射作用维持 5～10 min,用于治疗中枢性呼吸抑制和循环衰竭。

## （三）不良反应

治疗量不良反应少。用量过大可使血压升高、心悸、出汗、呕吐、震颤及肌僵直,应及时停药,以免出现惊厥。

## （四）用法用量

注射剂:0.375 g/1.5 mL,0.5 g/2 mL,0.25 g/1 mL。皮下、肌内注射或静脉注射,每次0.25～0.5 g。必要时 12 h 重复用药。极量:皮下、肌内或静脉注射,一次 1.25 g。

## （五）注意事项

一旦发生惊厥,应及时静脉注射苯二氮䓬类药物或小剂量硫喷妥钠对抗。

# 二、相关药物

## 山梗菜碱（洛贝林）

### （一）药理作用

能兴奋颈动脉体化学感受器而反射性地兴奋呼吸中枢。

### （二）临床用途

用于新生儿窒息、一氧化碳中毒所致的窒息、吸入麻醉剂等所致的中毒以及肺炎、白喉等传染病引起的呼吸衰竭。

### （三）不良反应

本药安全范围大,不易引起惊厥。大剂量能引起心动过速、传导阻滞、呼吸抑制,甚至惊厥。

### （四）用法用量

注射剂:3 mg/mL。皮下注射或肌内注射:成人 1 次 3～10 mg（极量:1 次 20 mg,1 日 50 mg）;儿童 1 次 1～3 mg。静脉注射:成人 1 次 3 mg,儿童 1 次 0.3～3 mg,静脉注射须缓慢。新生儿窒息可注入脐静脉,用量为 3 mg。

## （五）注意事项

为防止用药过量引起中毒，一般应交替使用几种中枢兴奋药，严格控制剂量及用药间隔时间，并应密切观察病情。一旦出现烦躁不安、反射亢进及面部、肢体肌肉抽搐应立即减量或停药或改用其他药。

（曹瑞竹）

# 实验八　药物对小白鼠自发活动的影响

本实验共 2 个学时。

【目的】　观察药物对小白鼠自发活动的影响，学习镇静催眠药物的筛选方法。

【原理】　自发活动是动物的生理特征，自发活动是指不依赖外部刺激，仅由动物内部的刺激或状态所引起的活动。自发活动的多少往往表现其中枢兴奋或抑制的状态。镇静催眠药物均可明显减少小白鼠的自发活动，自发活动减少的程度与中枢抑制药的作用强弱成正比。

【动物】　小白鼠，体重 $18 \sim 22$ g。

【器材与药品】

**1. 药品**　0.05％地西泮溶液、生理盐水、苦味酸溶液。

**2. 器材**　小白鼠自发活动记录仪、注射器、鼠笼、天平。

【方法】

（1）每个实验小组取活动度相近的小白鼠 4 只，称体重，编号。

（2）实验动物分组：将 4 只小白鼠分为甲、乙两组。给药前将小白鼠置于自发活动记录装置的盒内，使其适应环境约 5 min。然后开始计算时间，观察并记录 5 min 时数码显示管上显示的数字，作为给药前的对照值。

（3）给药及测定：甲组小白鼠腹腔注射 0.05％地西泮溶液 10 mg/kg（即 0.2 mL/10 g），乙组小白鼠腹腔注射等容积的生理盐水（0.2 mL/10 g），作为对照组。

（4）记录与观察：给药后将小白鼠放回盒内，每隔 5 min 按上述方法记录活动量 1 次，连续观察 25 min。

【结果记录】

| 小白鼠编号 | 体重/g | 药物及剂量/(mg/kg) | 5 min 内活动计数 | | | | | |
|---|---|---|---|---|---|---|---|---|
| | | | 给药前 | 给药后 | | | | |
| | | | | 5 min | 10 min | 15 min | 20 min | 25 min |
| 1 号 | | | | | | | | |
| 2 号 | | | | | | | | |
| 3 号 | | | | | | | | |
| 4 号 | | | | | | | | |

【注意事项】

（1）实验环境要求安静，有条件可在隔音室内进行。

（2）动物活动与饮食条件、昼夜及生活环境等有密切关系,观察自发活动最好多方面条件相近。

（3）动物宜事先禁食 12 h,以增加觅食活动。

【讨论】

（1）给药后,与乙组小白鼠比较,甲组小白鼠的自发活动是增加了还是减少了?

（2）甲组小白鼠给予地西泮后,有哪些活动表现? 为什么会有这些症状?

（3）实验为什么要在安静环境下进行? 地西泮对中枢的抑制作用与麻醉药对中枢的抑制作用有什么不同?

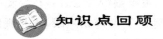

# 地　西　泮

## （一）药理作用

地西泮是苯二氮䓬类受体拮抗剂,属于镇静催眠药,它是通过对中枢神经系统的抑制而达到缓解过度兴奋和引起近似生理性睡眠的药物。一般能引起中枢神经系统轻度抑制,使患者由兴奋、激动和躁动转为安静的药物称为镇静药;能引起近似生理睡眠的药物称为催眠药。实际上,镇静药和催眠药之间并无明显界限,同一种药物小剂量时表现为镇静作用,随着剂量加大可出现催眠作用。

## （二）临床用途

地西泮小剂量表现为镇静作用,较大剂量产生催眠作用,能诱导入睡,易唤醒;明显缩短入睡时间,显著延长睡眠持续时间,减少觉醒次数。地西泮的催眠作用优于巴比妥类,有以下优点:①对快波睡眠影响小,停药后出现反跳性快波睡眠延长较巴比妥类轻,故可减少噩梦发生;②治疗指数高,对呼吸影响小,不引起麻醉,安全范围大;③对肝药酶几乎无诱导作用,不影响其他药物的代谢;④依赖性、戒断症状轻。临床上用于失眠、麻醉前给药和心脏电击复律或内窥镜检查前给药,给药浓度是 10 mg/mL 静脉注射。

## （三）不良反应

（1）治疗量连续用药有一定蓄积性,可致嗜睡、乏力、头昏、记忆力下降等,大剂量偶见共济失调、震颤、视物模糊、言语不清等。过量中毒时可致昏迷和呼吸抑制,必要时应用拮抗药氟马西尼进行鉴别诊断和抢救。

（2）静脉给药速度宜缓慢,每分钟不宜超过 5 mg。

（3）长期用可产生耐受性和依赖性,停药后出现反跳现象和戒断症状,表现为失眠、焦虑、兴奋、心动过速、出汗及震颤,甚至惊厥。一般采用小剂量短期给药和间断给药,连续用药超过 2～3 周时停药应逐渐减量。

## （四）用法用量

片剂:2.5 mg、5 mg;注射液:2 mL : 10 mg。

## （五）注意事项

（1）对本品或其他镇静催眠药物过敏者禁用。

（2）新生儿及妊娠期（尤其是妊娠前3个月与后3个月）、哺乳期妇女禁用。

（3）青光眼、重症肌无力、粒细胞减少、肝肾功能不全者慎用。

（4）驾驶机动车和高空作业人员、老年人、婴儿及体弱患者慎用。老年人剂量减半。

## （六）睡眠的相关知识

正常生理性睡眠可分为非快动眼睡眠（MREMS）和快动眼睡眠（REMS）。

**1. 非快动眼睡眠** 非快动眼睡眠又称慢相睡眠、正相睡眠和慢波睡眠。随着人们由清醒逐渐进入睡眠，脑电图中正常的 α 波随着睡眠的加深而逐渐减少，直到最后完全消失，并且出现了每秒 4～6 次的慢波和每秒 0.5～3 次高波幅的梭形慢波，所以叫慢波睡眠。非快动眼睡眠时相时人体呼吸变深、变慢而均匀，心率变慢，血压下降，全身肌肉松弛但仍保持一定的紧张度，眼睛闭拢，如轻轻拨开眼皮可以发现眼球呈静止状态。根据睡眠深度的不同又将其分为嗜睡、浅睡、中睡和深睡四个阶段，又称熟睡阶段。慢波睡眠时相的生长激素分泌明显升高，对促进身体生长发育、促进体力恢复是有利的。

**2. 快动眼睡眠** 快动眼睡眠又称快相睡眠、异相睡眠或快波睡眠。从眼震图和脑电波图上可以看出双眼球产生 50～60 次/分的快速摆动，脑电波由慢波转快波睡眠时相，人体的各种感觉比在慢波睡眠时期进一步减退，肌肉也更松弛，肌腱反射消失。但是这个时期的血压却较慢波睡眠时相升高，呼吸也变得快而不规则，体温和心率也较前阶段升高和加快。身体上有些部分的肌肉如面肌、口角肌及四肢的一些肌肉群可出现轻微的抽动。另外，胃肠活动增加，大脑的血流量也明显增加，孕妇腹里的胎儿在这个时期胎动也明显增多为快波睡眠。在整晚的睡眠过程中慢波睡眠与快波睡眠反复循环，一般是先经过 80～120 min 的慢波睡眠，接着进入快波睡眠，此后再转入慢波而至快波，如此慢波-快波-慢波-快波的周期循环，整夜有 3～4 次。快波睡眠时相阶段不仅是睡眠的重要阶段，对整个生命的健康活动都有极为重要的意义，在这个阶段，体内的各种代谢功能都明显增加以保证各种组织蛋白等重要物质的合成和对已经被消耗物质的补充，对于大脑来说，这个阶段有利于建立新的突触联系，促进学习记忆活动甚至是创新性思维的形成，促使神经系统的正常发育、正常功能维持和损伤修复。

（潘徐丰　吴　倩）

# 实验九　利多卡因的抗心律失常作用

本实验共 2 个学时。

**【目的】**

（1）观察利多卡因对氯化钡诱发的心律失常的对抗作用。

（2）联系利多卡因的临床用途。

**【原理】** 氯化钡增加浦氏纤维 $Na^+$ 内向电流，提高舒张期去极化速率，从而诱发异位节律，利多卡因通过阻滞心肌细胞膜 $Na^+$ 通道而产生抗心律失常作用。

【动物】　家兔。

【器材与药品】

**1. 药品**　3％戊巴比妥钠溶液、0.4％氯化钡溶液、0.5％利多卡因溶液等。

**2. 器材**　心电图机、BL-420 生物功能实验系统、电子秤、兔手术台、注射器。

【方法】

（1）取家兔 1 只，称重，以 3％戊巴比妥钠溶液 1 mL/kg 静脉注射麻醉，仰位固定于手术台上。

（2）麻醉家兔后将针形电极分别插入家兔四肢前侧皮下，然后启动 BL-420 生物功能实验系统，信号输入心电通道，选择Ⅱ导联，调定显速为 25 mm/s，增益为 1/4 mV/cm，监视心电图变化，待稳定后给药。

（3）静脉注射氯化钡 4 mg/kg，做好给药标记，记录心率变化，注意是否出现期前收缩或室性心动过速。

（4）当出现心律失常时，立即缓慢静脉注射 0.5％利多卡因 5 mg/kg，记录给药时间和心电图变化，观察心律失常有无改善。若 10 min 内无明显改善，可再次缓慢静脉注射一半剂量利多卡因。

【结果记录】

| | 心率/（次/分） | 心电图变化 |
| --- | --- | --- |
| 给药前 | | |
| 给氯化钡后 | | |
| 给利多卡因后 | | |

【注意事项】

（1）针形电极一定要插在家兔皮下，电极按红（右上肢）、黄（左上肢）、绿（左下肢）、黑（右下肢）分别插入四肢皮下，并与 BL-420 生物功能实验系统上的Ⅰ通道连接，观察该系统下家兔的心电图变化。

（2）利多卡因浓度不得高于 0.5％，且应缓慢静脉注射，否则可引起利多卡因中毒，造成动物死亡。

（3）氯化钡诱发心律失常为低钾血症所致双相性心动过速、室性期前收缩（早搏），持续约 15 min。

【讨论】

（1）利多卡因抗心律失常的机制是什么？

（2）利多卡因在临床上有哪些用途？

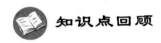 **知识点回顾**

## 一、抗心律失常药概述

心律失常是心动频率和节律的异常，可分为两类，即缓慢型，包括心动过缓、传导阻滞等，用阿托品或异丙肾上腺素治疗；过速型，包括房性早搏、房性心动过速、心房颤动、心房扑动、阵发性室上性心动过速、室性早搏、室性心动过速及心室颤动等。

## （一）抗心律失常药的基本电生理

（1）降低自律性：通过增加最大舒张电位，或减慢 4 相自动除极速率，或上移阈电位等。

（2）减少后除极与触发活动。

可减少早后除极和减少晚后除极。

（3）改变膜反应性而改变传导性，终止或取消折返激动。

①增强膜反应性加快传导，取消单向传导阻滞，终止折返激动。②降低膜反应性减慢传导，变单向阻滞为双向阻滞而终止折返激动。

（4）延长不应期终止及防止折返激动的发生，影响不应期的三种情况。

①延长动作电位时程（APD）、有效不应期（ERP），而以延长 ERP 更为显著，为绝对延长 ERP。②缩短 APD、ERP，而以缩短 APD 更为显著，为相对延长 ERP。③使相邻细胞不均一的 ERP 趋向均一化。

## （二）抗心律失常药的分类

（1）Ⅰ类药：钠通道阻滞药，根据阻钠通道情况又分为Ⅰ$_A$、Ⅰ$_B$、Ⅰ$_C$类。

（2）Ⅱ类药：β 肾上腺素受体阻断药。

（3）Ⅲ类药：延长 APD 的药物。

（4）Ⅳ类药：钙拮抗药。

（5）其他类药：腺苷。

## （三）作用特点

抗心律失常药就是通过抑制舒张期自动除极化、减低异位自律性或改变传导速度及不应期影响冲动的传导而恢复正常节律。

## （四）临床用途

一般按心律失常时心搏频率的快慢将心律失常分为两类，即缓慢型心律失常和快速型心律失常。缓慢型心律失常包括窦性心动过缓、房室传导阻滞等，常用阿托品及异丙肾上腺素治疗，以提高心率、改善房室传导。快速型心律失常包括窦性心动过速、房性期前收缩、房性心动过速、心房颤动、心房扑动、阵发性室上性心动过速、室性期前收缩、室性心动过速及心室颤动等，可用多种类型药物治疗，以控制心律失常，维持机体正常的血流动力学状态。本小节所述抗心律失常药主要用于临床快速型心律失常的治疗。

# 二、相关药物

## 利 多 卡 因

利多卡因是临床常用的局部麻醉药（简称局麻药），是目前防治急性心肌梗死及各种心脏病并发快速室性心律失常的药物，是急性心肌梗死的室性早搏、室性心动过速及心室颤动的首选药。

## （一）特点

（1）本品为酰胺类中效局麻药。局麻作用强度为普鲁卡因的 1～3 倍,穿透力强,作用快,扩散广,对组织无刺激性。

（2）抑制心室自律性,缩短不应期,故可治疗心律失常。

（3）治疗量时,不影响房室传导。利多卡因是用途较广的局麻药,可局部用于鼻、咽、喉和尿道的表面麻醉（2%～4%）,注射用于浸润麻醉（0.25%～0.5%）、传导麻醉（2%）、硬膜外麻醉（1%～2%）和腰椎麻醉（2%）。

（4）本品静脉注射或静脉滴注时可用来控制室性心动过速,纠正心律失常。效果比普鲁卡因有效,对普鲁卡因过敏的动物仍可应用,对磺胺药亦无拮抗作用。

## （二）临床用途

适用于因急性心肌梗死、外科手术、洋地黄中毒及心脏导管等所致急性室性心律失常,包括室性早搏、室性心动过速及心室颤动。也用于癫痫持续状态用其他抗惊厥药无效者及局部或椎管内麻醉,还可以缓解耳鸣。

## （三）不良反应

总的发生率约为 6.3%,多数不良反应与剂量有关。

（1）神经:视神经炎、头昏、眩晕、恶心、呕吐、倦怠、语言不清、感觉异常及肌肉颤动、惊厥、神志不清及呼吸抑制,需减药或停药。惊厥时可静脉注射地西泮、短效巴比妥制剂或短效肌肉松弛剂。

（2）心血管:①大剂量可产生严重窦性心动过缓、心脏停搏、心室颤动、严重房室传导阻滞及心肌收缩力减低,需及时停药,必要时用阿托品、异丙肾上腺素或起搏器治疗;血压下降时给予吸氧、纠正酸中毒及升压药;保持气道通畅等及其他复苏措施。②心房扑动患者用时可能使心室率增快。

（3）过敏反应:有皮疹及水肿等表现应停药,高血药浓度下可引起心血管抑制和呼吸停止。这些不良反应的产生与药物误入血管内有完全关系。皮肤试验对预测过敏反应价值有限。

（4）支气管痉挛:脊髓注射或外用利多卡因均可能导致致命的支气管痉挛。成人可能出现呼吸窘迫综合征,但较罕见。

（5）有报道发生室上性心动过速、扭转性心律失常或低血压者。

## （四）用法用量

盐酸利多卡因注射液:5 mL:100 mg;20 mL:400 mg。

（1）成人常用量:①肌内注射,一次按体重 4.3 mg/kg,60～90 min 后可重复一次。②静脉注射,按体重 1 mg/kg（一般用 50～100 mg）作为首次负荷量静脉注射 2～3 min,必要时每 5 min 后再重复注射 1～2 次,1 h 内最大量不超过 300 mg。③静脉滴注,用负荷量后可继续以每分钟 1～4 mg 速度静脉滴注维持;或以每分钟按体重 0.015～0.03 mg/kg 静脉滴注。

（2）老年人及心力衰竭、心源性休克、肝血流量减少、肝或肾功能障碍时应减少用量,以每分钟 0.5～1 mg 静脉滴注。极量:肌内或静脉注射 1 h 内最大负荷量按体重 4.5 mg/kg(或 300 mg)。最大维持量为每分钟 4 mg。

(3) 小儿常用量随个体而异,一次给药最高总量不得超过 4.0～4.5 mg/kg,常用0.25%～0.5%溶液,特殊情况才用 1.0%溶液。

### (五) 注意事项

(1) 交叉过敏反应,对其他胺类局麻药过敏者可能对本品也过敏,但利多卡因与普鲁卡因胺、奎尼丁间尚无交叉过敏反应的报道。

(2) 已有报道分娩前静脉注射本品,数分钟胎儿血药浓度可达母亲血药浓度的 55%～100%。也有报道母亲用药后导致胎儿心动过缓或过速,甚至引起新生儿高铁血红蛋白血症,孕妇用药须权衡利弊。新生儿用药可引起中毒,早产儿的 $t_{1/2}$ 为 3.16 h,较正常婴儿长(1.8 h)。

(3) 老年人用药应根据需要及耐受程度调整剂量,一般高龄患者(70 岁以上)剂量应减半。

(4) 下列情况应禁用:①阿-斯综合征;②严重心脏阻滞,包括Ⅱ或Ⅲ度房室传导阻滞、双束支阻滞;③严重窦房结功能障碍。

(5) 下列情况应慎用:①充血性心力衰竭,严重心肌受损;②肝功能障碍;③老年人;④低血容量及休克;⑤不完全性房室传导阻滞或室内传导阻滞;⑥肝血流量减低;⑦肾功能障碍;⑧严重室性心动过缓;⑨预激综合征(可能加重)。

(6) 对患心脏和肝脏疾病的患者,应减少利多卡因的剂量,其在肝病患者中此药的半衰期较长。由于它能迅速通过胎盘和在新生儿体内的半衰期延长,所以有可能引起新生儿抑制。

(7) 通常只有在原有心率缓慢的胎儿才会出现致死的心动过缓。

(8) 严重房室传导阻滞禁用。

(曹瑞竹)

# 实验十　可待因的镇咳作用

本实验共 2 个学时。

【目的】

(1) 学习浓氨水引咳的方法。

(2) 观察可待因的镇咳方法。

【原理】　小白鼠吸入刺激性化学物质气雾后,刺激呼吸道感受器,反射性引起咳嗽。

【动物】　小白鼠(18～22 g)。

【器材与药品】

**1. 药品**　0.2%磷酸可待因溶液、浓氨水、生理盐水。

**2. 器材**　鼠笼、脱脂棉、托盘天平、1 mL 注射器、大烧杯、镊子、秒表。

【方法】

(1) 取小白鼠 2 只分别编号(甲、乙)、称重。

(2) 观察小白鼠的正常呼吸及活动情况。

（3）甲鼠按 0.2 mL/10 g 腹腔注射 0.2％磷酸可待因溶液,乙鼠按 0.2 mL/10 g 腹腔注射生理盐水,并将两鼠分别扣放入倒置的大烧杯内。

（4）20 min 后分别往大烧杯内放入一个浸有浓氨水的棉球,观察并记录两鼠出现咳嗽的时间和每分钟咳嗽的次数(咳嗽表现为缩胸、张口,有时可听到咳声)。

【结果记录】

| 鼠号 | 体重/g | 药物 | 药量/mL | 出现咳嗽时间/min | 咳嗽次数/次 |
|------|--------|------|---------|------------------|-------------|
| 甲 | | 0.2％磷酸可待因 | | | |
| 乙 | | 生理盐水 | | | |

【注意事项】

（1）小白鼠编号不要混淆。

（2）小白鼠腹腔注射时,进针时角度不能太小,针头刺入不能太深,部位不能太近上腹部,以免损伤内脏。

（3）磷酸可待因为混悬液,应混合均匀。

（4）小白鼠咳嗽很难听到声音,应注意观察,表现为剧烈腹肌收缩并张嘴。

【讨论】　磷酸可待因的作用、临床用途及不良反应。

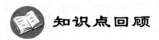 知识点回顾

# 可　待　因

## （一）药理作用

可待因为中枢神经抑制药。其作用与吗啡相似,但镇痛作用仅为吗啡的 1/7～1/2,但镇咳作用却强于吗啡。能直接抑制延脑的咳嗽中枢,是典型的中枢镇咳药,止咳作用迅速而强大。

## （二）临床用途

**1. 镇咳**　用于各种原因引起的干咳和刺激性咳嗽,尤适用于伴有胸痛的剧烈干咳。对有少量痰液的剧烈咳嗽,应并用祛痰药。

**2. 镇痛**　用于中等程度疼痛,如偏头痛、牙痛、痛经和肌肉痛的短期镇痛,还可用于减轻发热和感冒伴有的严重头痛、肌肉酸痛等;可待因及其复方制剂是癌性疼痛患者第二阶梯的主要镇痛药。

在儿科手术麻醉和术后镇痛方面是有效的镇痛药。可待因所致的与阿片类受体有关的不良反应发生率较低,因此在年幼的患者包括新生儿中较为普遍地使用,尤其是在呼吸道和神经学评估存在困难的情况下。

## （三）不良反应

**1. 常见的不良反应**

（1）心理变态或幻想。

（2）呼吸微弱、缓慢或有规则。

（3）心率异常（或快或慢）。

**2. 少见的不良反应**

（1）惊厥、震颤或不能自控的肌肉运动等。

（2）荨麻疹、瘙痒、皮疹或脸肿等过敏反应。

（3）精神抑郁症和肌肉强直等。

**3. 长期应用可引起依赖性**

（1）常用量引起依赖性的倾向较其他吗啡类药弱。典型的症状为起鸡皮疙瘩、食欲减退、腹泻、牙痛、恶心、呕吐、流涕、打喷嚏、睡眠障碍、胃痉挛、多汗、衰弱无力、情绪激动或原因不明的发热。

（2）过量时临床表现为头晕、嗜睡、不平静、精神错乱、瞳孔缩小如针尖、呼吸微弱、神志不清。

## （四）用法用量

（1）用于治疗干咳时，对成人及 12 岁以上青少年，常用量：口服或皮下注射，每次 15～30 mg，3～4 次/日或每日 30～90 mg；极量：每次 100 mg，每日 250 mg；5～12 岁的儿童每次 7.5～15 mg，3～4 次/日；1～5 岁的儿童每次 3 mg，3～4 次/日。

（2）用于缓解疼痛的剂量为每次 30～60 mg，每 4 小时 1 次，最大剂量不超过每日 240 mg；1～12 岁的儿童每次 500 $\mu$g/kg，4～6 次/日。儿童可经口服、直肠或肌内注射给药。

（3）用于镇痛，口服，每次 0.5～1.0 mg/kg，3 次/日或按体重每日 3 mg/kg。

（4）镇咳为镇痛剂量的 1/3～1/2。磷酸可待因缓释片必须整片吞服，不可截开或嚼碎。

## （五）注意事项

（1）与其他阿片类镇痛药相似，长期应用可产生耐受性和药物依赖性。

（2）与中枢抑制药并用时，可致相加作用。

（3）用药期间应避免驾驶车辆、操作机器、高空作业及饮用酒精类或含咖啡因的饮料。

（4）药物相互作用：①与美沙酮或其他吗啡类药合用时，可加重中枢性呼吸抑制作用；②丙烯吗啡能拮抗可待因的镇痛作用和中枢性呼吸抑制作用；③与全麻药或其他中枢神经系统抑制药合用时，可加重中枢性呼吸抑制及产生低血压；④与肌松药合用时，呼吸抑制更为显著；⑤长期饮酒或正在应用其他肝药酶诱导剂时，尤其是巴比妥类或其他抗痉挛药的患者，连续服用，有发生肝脏毒性的危险；⑥不宜与优降宁等单胺氧化酶抑制剂合用，以免影响血压；⑦与抗胆碱药合用时，可加重便秘或尿潴留；⑧与抗凝血药合用，可增加抗凝血作用，故要调整抗凝血药的用量；⑨与抗病毒药齐多夫定合用会增加毒性，应避免同时服用；⑩与氯霉素同用时可增加其毒性；⑪奎尼丁可抑制可待因的镇痛功效。

（5）长期服用本品应定期进行造血功能和肝、肾功能检查。

（6）勿超剂量使用。

（7）应置于小儿接触不到的地方。

（姜文敏）

# 第十章　心血管系统实验

## 实验一　普萘洛尔的抗缺氧作用

本实验共 2 个学时。

【目的】

(1) 观察盐酸普萘洛尔提高心肌耐氧能力的作用。

(2) 了解用小白鼠进行耐缺氧的实验方法。

【原理】　盐酸普萘洛尔通过阻断 β 受体而使心脏活动减弱,物质代谢减慢,使组织器官的耗氧量减少,因而可提高机体对缺氧的耐受性,延长机体组织在缺氧环境中的存活时间;硫酸异丙肾上腺素是 β 受体激动剂,其作用与盐酸普萘洛尔相反。

【动物】　小白鼠(3 只,每组),体重 18~22 g。

【器材与药品】

**1. 药品**　0.1%盐酸普萘洛尔溶液、0.1%异丙肾上腺素溶液、生理盐水、钠石灰(纱布包裹碱石灰构成钠石灰)。

**2. 器材**　可密封的 500 mL 广口瓶(如果密封性不好,可以选择用凡士林对瓶盖处进行密封)、秒表、注射器、电子天平。

【方法】　每组取性别相同,体重差别不超过 1 g 的小白鼠 3 只,称重、编号。给 1、2 号小白鼠皮下注射 0.1%硫酸异丙肾上腺素溶液 0.2 mL/10 g;3 号小白鼠皮下注射等量的生理盐水。15 min 后给 1 号小白鼠腹腔注射 0.1%盐酸普萘洛尔溶液 0.2 mL/10 g;给 2、3 号小白鼠注射等量的生理盐水。3 min 后,将 3 只小白鼠放入容量为 500 mL 的底部置有 20 g 新鲜钠石灰的广口瓶中,加盖密封,密切观察瓶内小白鼠的反应,以秒表记录各鼠的呼吸停止时间。

【结果记录】

将实验结果记录于下表,综合全班各组实验结果,根据公式计算:

$$存活时间延长百分比 = \frac{给药组平均存活时间 - 对照组平均存活时间}{对照组平均存活时间} \times 100\%$$

| 鼠号 | 体重 /g | 药物 | 剂量 /mL | 存入广口瓶内存活时间/min | 存活时间延长百分比/(%) |
| --- | --- | --- | --- | --- | --- |
| 1 | | 0.1%盐酸普萘洛尔 | | | |
| 2 | | 0.1%异丙肾上腺素 | | | |
| 3 | | 生理盐水 | | | |

以全班实验结果比较三组小白鼠的存活时间,分析盐酸普萘洛尔和硫酸异丙肾上腺素对小白鼠耐缺氧能力的影响。

**【注意事项】**

(1) 所用广口瓶必须密闭不漏气,并且每个实验组所用的广口瓶容量必须一致。

(2) 钠石灰必须新鲜,变色后要及时更换。

(3) 小白鼠腹腔注射部位应稍靠左下腹,勿损及肝脏,同时应避免将药液注入肠腔或膀胱。

(4) 注意实验室温度,要保持室温(25 ℃)。

**【讨论】**

(1) 普萘洛尔的药理作用及临床用途有哪些?

(2) 普萘洛尔的主要不良反应及处理措施有哪些?

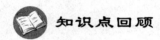 知 识 点 回 顾

# 普 萘 洛 尔

## (一) 特点

普萘洛尔即心得安,属于 β 受体阻滞剂。此类药物品种也较多,可治疗心绞痛和心律失常,也可用于治疗高血压。与普萘洛尔相似的药物,而且常用于高血压病的品种有阿替洛尔、美托洛尔及拉贝洛尔等。

## (二) 临床用途

(1) 心律失常,纠正室上性快速心律失常、室性心律失常、洋地黄类及儿茶酚胺引起的快速心律失常。

(2) 心绞痛(典型心绞痛,即劳力型心绞痛)。

(3) 高血压,作为第一线用药,单独或与其他药物合并应用。

(4) 肥厚性心肌病,用于减低流出道压差,减轻心绞痛、心悸与晕厥等症状。

(5) 嗜铬细胞瘤,用于控制心动过速。

(6) 甲状腺功能亢进症,用于控制心率过快,也用于治疗甲状腺危象或危象先兆;甲状腺次全切除术的术前准备;对病情较重的患者在抗甲状腺药物或放射性碘治疗尚未奏效前用以控制症状。

(7) 心肌梗死,作为次级预防。

(8) 二尖瓣脱垂综合征。

## (三) 不良反应

可见乏力、嗜睡、头晕、失眠、恶心、腹泻、皮疹、晕厥、低血压、心动过缓等,须注意。

## (四) 用法用量

**1. 抗心律失常**　口服,一次 10～30 mg,一日 3～4 次,应根据需要及耐受程度调整用量。严重心律失常应急时可静脉注射 1～3 mg,以每分钟不超过 1 mg 的速度静脉注射,必要时 2 min 后可重复一次,以后隔 4 h 一次。小儿用量尚未确定,一般口服按体重每日 0.5～1.0

mg/kg,分次服;静脉注射按体重 0.01～0.1 mg/kg,缓慢注入,一次量不宜超过 1 mg。

**2．心绞痛**　口服,开始 5～10 mg,每日 3～4 次,每 3 日可增加 10～20 mg,可渐增至每日 200 mg,分次服。

**3．高血压**　口服,一次 5～10 mg,每日 3～4 次,按需要及耐受程度逐渐调整,至症状被控制。

**4．肥厚性心肌病**　口服,一次 10～20 mg,每日 2～4 次,按需要及耐受程度逐渐调整。

**5．嗜铬细胞瘤**　口服,一次 10～50 mg,一日 3～4 次,术前用 3 天,常与 α 受体阻滞药同用,一般应先用 α 受体阻滞药,待药效出现并稳定后再加用该品。

**6．治疗甲状腺功能亢进症(简称甲亢)**

(1)口服,一般甲亢患者一次 10～20 mg,每日 3 次;对于甲亢危象者,每次 20～80 mg,每 4～6 h 一次。

(2)用于术前准备,每次 20～40 mg,每 6 h 口服一次,必要时加量,直到甲亢症状控制,心率降至正常范围。手术日清晨还需服药一次,手术后需继续服用数天,以后根据病情逐渐减量,如病情稳定,可在 1 周后停药。

## (五)药物相互作用

(1)与抗高血压药物相互作用:该品与利血平合用,可导致直立性低血压、心动过缓、头晕、晕厥。与单胺氧化酶抑制剂合用,可致极度低血压。

(2)与洋地黄合用,可发生房室传导阻滞而使心率减慢,需严密观察。

(3)与钙拮抗剂合用,特别是静脉注射维拉帕米,要十分警惕该品对心肌和传导系统的抑制。

(4)与肾上腺素、苯福林或拟交感胺类合用,可引起显著高血压、心率过慢,也可出现房室传导阻滞。

(5)与异丙肾上腺素或黄嘌呤合用,可使后者疗效减弱。

(6)与氟哌啶醇合用,可导致低血压及心脏停搏。

(7)与氢氧化铝凝胶合用可降低普萘洛尔的肠吸收。

(8)酒精可减缓该品吸收速率。

(9)与苯妥英、苯巴比妥和利福平合用可加速该品清除。

(10)与氯丙嗪合用可增加两者的血药浓度。

(11)与安替比林、茶碱类和利多卡因合用可降低该品清除率。

(12)与甲状腺素合用导致 $T_3$ 浓度的降低。

(13)与西咪替丁合用可降低该品肝代谢,延缓消除,增加普萘洛尔血药浓度。

(14)可影响血糖水平,故与降糖药同用时,需调整后者的剂量。

## (六)禁忌证

(1)本品可通过胎盘进入胎儿体内,有报道妊娠高血压者用后可致宫内胎儿发育迟缓,分娩时无力造成难产,新生儿可产生低血压、低血糖、呼吸抑制及心率减慢。尽管也有报告对母亲及胎儿均无影响,但必须权衡利弊,不宜作为孕妇第一线治疗药物。

(2)本品可从乳汁分泌小量,故哺乳期妇女应用必须权衡利弊。

(3)老年人对本品代谢与排泄能力低,应适当调节剂量。

（4）下列情况应禁用：①支气管哮喘；②心源性休克；③心传导阻滞（Ⅱ至Ⅲ度房室传导阻滞）；④重度心力衰竭；⑤窦性心动过缓。

（5）下列情况应慎用：①过敏史；②充血性心力衰竭；③糖尿病；④肺气肿或非过敏性支气管炎；⑤肝功能不全；⑥甲状腺功能低下；⑦雷诺综合征或其他周围血管疾病；⑧肾功能减退。

## （七）注意事项

（1）用量必须强调个体化，不同个体、不同疾病用量不尽相同，肝、肾功能不全者用小量。

（2）糖尿病患者虽可引起血糖过低，但在非糖尿病患者中则无降血糖作用。

（3）注意血药浓度不能完全预示药理效应，故还应根据心率及血压等临床征象指导临床用药。

（4）口服可以在空腹时，也可与食物共进，后者可使该品在肝内代谢减慢，生物利用度增加。

（5）冠心病患者使用该品后不宜骤停，否则可出现心绞痛、心肌梗死或室性心动过速。

（6）甲亢患者用该品后也不可骤停，否则使甲亢症状加重。

（7）长期用该品者撤药须逐渐递减剂量，至少经过 3 天，一般为 2 周。

（8）长期应用可在少数患者出现心力衰竭，倘若出现，可用洋地黄苷类和（或）利尿药纠正，并渐递减达停用。

（夏乙平）

# 实验二　亚硝酸异戊酯的扩血管作用

本实验共 2 个学时。

【目的】

（1）观察亚硝酸异戊酯对兔耳血管（特别是静脉血管）的显著扩张作用。

（2）通过本实验反映出这类药物抗心绞痛的作用机制。

【原理】　亚硝酸异戊酯释放一氧化氮（NO），NO 激活鸟苷酸环化酶，使平滑肌和其他组织内的环鸟苷酸（cGMP）增多，导致血管扩张（扩张周围静脉，使周围静脉存储血液，左心室末压降低和舒张期对冠脉血流阻力降低，降低心回血量，减轻心肌收缩强度，心肌耗氧量下降，缓解心绞痛；扩张周围小动脉，血管周围阻力和血压下降，从而心肌耗氧量降低，缓解心绞痛）。

【动物】　家兔（1 只，1.5 kg）。

【器材与药品】

**1. 药品**　亚硝酸异戊酯（0.2 mL）。

**2. 器材**　兔固定箱、纱布、血管钳、测量尺。

【方法】

（1）家兔 1 只，观察正常兔耳的颜色、温度、血管粗细及密度，并在实验报告纸上记录好原始数据。

（2）将家兔放入兔固定箱，用纱布包裹亚硝酸异戊酯安瓿 1 个，用血管钳夹碎后，放入烧杯中（杯口大小与兔口适宜），立即将烧杯紧扣于家兔口鼻处，使其吸入药物。

（3）停留时间 20 s 左右，取下烧杯。

（4）观察、记录用药后家兔两耳皮肤的颜色、温度、血管粗细和密度。

【结果记录】

| 家兔体重/kg | 药物剂量/mL | 给药前家兔耳的反应 | | | 给药后家兔耳的反应 | | |
|---|---|---|---|---|---|---|---|
| | | 血管粗细 | 血管密度 | 耳温度 | 血管粗细 | 血管密度 | 耳温度 |
| | | | | | | | |

【注意事项】

（1）本品有易燃性，不可近火。

（2）注意药物的温度控制（在室温 25 ℃）下进行实验。

【讨论】

（1）亚硝酸异戊酯的药理作用及临床用途有哪些？

（2）使用时应注意哪些问题？

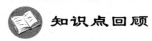 知识点回顾

## 亚硝酸异戊酯吸入剂

### （一）特点

亚硝酸异戊酯是一种作用迅速的血管扩张剂。众所周知，此药能激发性欲，无论对男性还是女性都能增强性高潮。吸入此药，可产生心动过速和局部血管扩张。常见副作用为头痛、低血压，也可发生晕厥，心电图有 ST 段压低以及其他心血管效应。这些效应并非没有害处，故该药不应该作为消遣目的而应用于患有心血管疾病合并眼病或脑血管疾病的患者。

### （二）临床用途

亚硝酸异戊酯用于冠心病心绞痛的治疗及预防，可用于降低血压或治疗充血性心力衰竭，因亚硝酸异戊酯与硝酸甘油相似，唯作用更快，所以可用于心绞痛发作时急救和氰化物中毒。

### （三）不良反应

（1）头痛：可于用药后立即发生，可为剧痛和呈持续性。

（2）偶可发生眩晕、虚弱、心悸和其他直立性低血压的表现，尤其在直立、制动的患者。

（3）治疗剂量可发生明显的低血压反应，表现为恶心、呕吐、虚弱、出汗、苍白和虚脱。

（4）晕厥、面红、药疹和剥脱性皮炎均有报告。

### （四）用法用量

（1）片剂：成人一次用 0.25～0.5 mg（1 片）舌下含服。每 5 min 可重复 1 片，直至疼痛缓

解。如果 15 min 内总量达 3 片后疼痛持续存在,应立即就医。在活动或大便之前 5～10 min 预防性使用,可避免诱发心绞痛。

(2) 吸入剂:将盛药小安瓿裹在手帕内拍破后吸入。

(3) 氰化物中毒后立即吸入本品 0.2 mL,每分钟 1 次,并尽快应用硫代硫酸钠。

## (五) 药物相互作用

(1) 中度或过量饮酒时,使用本药可致低血压。

(2) 与降压药或血管扩张药合用可增强硝酸盐的致直立性低血压作用。

(3) 阿司匹林可减少舌下含服硝酸甘油的清除,并增强其血流动力学效应。

(4) 使用长效硝酸盐可降低舌下用药的治疗作用。

(5) 枸橼酸西地那非(万艾可)加强有机硝酸盐的降压作用。

(6) 与乙酰胆碱、组胺及拟交感胺类药合用时,疗效可能减弱。

## (六) 禁忌证

禁用于心肌梗死早期(有严重低血压及心动过速时)、严重贫血、青光眼、颅内压增高和已知对硝酸甘油过敏的患者,还禁用于使用枸橼酸西地那非(万艾可)的患者,后者增强硝酸甘油的降压作用。

## (七) 注意事项

(1) 应使用能有效缓解急性心绞痛的最小剂量,过量可能导致耐受现象。片剂用于舌下含服,不可吞服。

(2) 小剂量可能发生严重低血压,尤其在直立位时。舌下含服用药时患者应尽可能取坐位,以免因头晕而摔倒。

(3) 应慎用于血容量不足或收缩压低的患者。

(4) 诱发低血压时可合并反常性心动过缓和心绞痛加重。

(5) 可使肥厚梗阻型心肌病引起的心绞痛恶化。

(6) 可发生对血管作用和抗心绞痛作用的耐受性,如果出现视物模糊或口干,则应停药。剂量过大可引起剧烈头痛。

(7) 儿童、老年患者用药尚不明确。

(8) 尚不知是否引起胎儿损害或者影响生育能力,故仅当确有必要时方可用于孕妇。亦不知是否从人乳汁中排泄,故哺乳期妇女应谨慎使用。

(夏乙平)

# 实验三　硝酸甘油对血管的扩张作用

本实验共 2 个学时。

【目的】

(1) 观察硝酸甘油对家兔血管的舒张作用。

（2）本实验通过观察硝酸甘油对家兔耳静脉血管的扩张作用，加深对血管扩张作用的进一步理解。

【原理】 硝酸甘油的基本作用是松弛平滑肌，但以松弛血管平滑肌的作用最为明显。硝酸甘油对血管的作用是能舒张全身静脉和动脉，但舒张毛细血管后静脉（容量血管）远较舒张小动脉的作用为强。硝酸甘油使容量血管扩张而降低前负荷，心室舒张末压力及容量也降低。在较大剂量时也扩张小动脉而降低后负荷，从而降低心室壁肌张力及氧耗。硝酸甘油能明显舒张较大的心外膜血管及狭窄的冠状血管以及侧支血管，此作用在冠状动脉痉挛时更为明显。

【动物】 家兔（1 只，1.5 kg）。

【器材与药品】

**1. 药品** 1%硝酸甘油乙醇溶液。

**2. 器材** 兔固定箱、滴管、托盘天平、直尺 1 把、温度计。

【方法】

（1）取家兔 1 只，放入兔固定箱，在强光透照下观察正常兔耳血管的粗细和密度，并用手捂住兔耳，感测其温度（温度计准确测定）。

（2）用滴管吸取 1%硝酸甘油乙醇溶液，滴 4～5 滴于家兔舌下。

（3）观察给药后兔耳血管粗细、密度，用温度计准确测出家兔耳温度值。

【结果记录】

| 家兔体重/kg | 药物剂量/mL | 给药前家兔耳的反应 | | | 给药后家兔耳的反应 | | |
| --- | --- | --- | --- | --- | --- | --- | --- |
| | | 血管粗细 | 血管密度 | 耳温度 | 血管粗细 | 血管密度 | 耳温度 |
| | | | | | | | |
| | | | | | | | |

【注意事项】

（1）本品有易燃性，不可近火。

（2）注意药物的温度控制（在室温 25 ℃）下进行实验。

【讨论】

（1）硝酸甘油的药理作用及临床用途有哪些？

（2）使用时应注意哪些问题？

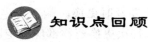 知识点回顾

## 硝酸甘油片剂

## （一）特点

硝酸甘油主要药理作用是松弛血管平滑肌。硝酸甘油释放一氧化氮（NO），NO 与内皮舒张因子相同，激活鸟苷酸环化酶，使平滑肌和其他组织内的环鸟苷酸（cGMP）增多，导致肌球蛋白轻链去磷酸化，调节平滑肌收缩状态，引起血管扩张。

## （二）临床用途

用于冠心病心绞痛的治疗及预防，也可用于降低血压或治疗充血性心力衰竭。

## （三）不良反应

同亚硝酸异戊酯。

## （四）用法用量

成人一次用 0.25～0.5 mg(1 片)舌下含服。每 5 min 可重复 1 片，直至疼痛缓解。如果 15 min 内总量达 3 片后疼痛持续存在，应立即就医。在活动或大便之前 5～10 min 预防性使用，可避免诱发心绞痛。

## （五）药物相互作用

同亚硝酸异戊酯。

## （六）禁忌证

同亚硝酸异戊酯。

## （七）注意事项

（1）硝酸甘油片不能吞服，而要放在舌下含服。这是因为吞服的硝酸甘油在吸收过程必须通过肝脏，在肝脏中绝大部分的硝酸甘油被灭活，而使药效大大降低。

（2）硝酸甘油味稍甜并带有刺激性，所以合格的硝酸甘油不但应溶化得快，而且含在舌下要有烧灼感，这也是药物有效的标志之一。

（3）硝酸甘油是一种亚硝酸盐，过热见光都极易分解失效。故应放玻璃瓶内，旋紧瓶盖，密闭保存；有人放在透明的玻璃瓶或纸袋内保存是不妥当的。硝酸甘油可放在 15～30 ℃的室温下，也可以保存在冰箱中；携带硝酸甘油，切勿放在贴身的衣服兜里，以免受体温影响降低药效。

（4）硝酸甘油的有效期一般为 1 年，如患者每天反复开盖取药，药物受温度、湿度和光线的影响，其有效期只有 3～6 个月。因此，使用硝酸甘油要注意失效期，每次取药时应快开、快盖，用后盖紧。对随身携带的药物更要及时更换。

（5）硝酸甘油是应急抢救药物，每次更换药物都应确定其有效性。

（6）含服硝酸甘油时，宜取坐位，或靠墙下蹲位。这是因为硝酸甘油能使全身静脉扩张，静脉容量增加，患者直立时，由于重力的原因大量的血液积存在下肢，造成相对的血容量不足，使血压下降，出现头晕，甚至昏倒。平卧位含药虽不会发生直立性低血压，但因回心血量增加，加重心脏负荷，也会使药效减弱。

（7）硝酸甘油能使颅内压和眼压升高，所以青光眼、脑出血时慎用。至于静脉用的硝酸甘油则主要用于急救，需要由医生掌握，从静脉输注。

（夏乙平）

# 实验四　强心苷对离体蛙心的作用

本实验共 2 个学时。

【目的】　学习斯氏(Straub)离体蛙心灌流法,观察强心苷对离体蛙心收缩强度、频率和节律的影响以及强心苷和钙离子的协同作用。

【原理】　青蛙或蟾蜍等两栖类动物的离体心脏在一定条件下能存活较长时间,适用于观察药物对离体心脏的作用。因强心苷对衰竭心脏作用明显,可以利用低钙任氏液降低离体蛙心的功能,以观察药物的作用。

【动物】　蛙。

【器材与药品】

**1. 药品**　任氏液、低钙任氏液(所含 $CaCl_2$ 量为一般任氏液的 1/4,其他成分不变)、5%洋地黄溶液(0.1%毒毛旋花子苷 K 溶液)、1%氯化钙溶液。

**2. 器材**　结扎套管、止血钳、镊子、纱布。

【方法】

(1) 取蛙 1 只,用探针破坏脑及脊髓,背位固定于蛙板上。先剪开胸部皮肤,再剪除胸部肌肉及胸骨,打开胸腔,剪破心包膜,暴露心脏。

(2) 制备离体蛙心:①在主动脉分支处下穿一根线,打好松结,备结扎套管之用。②于左主动脉上剪一 V 形小口,插入盛有任氏液的蛙心套管,通过主动脉球转向左后方,同时用镊子轻提主动脉球,向插管移动的反方向拉,即可使套管尖端顺利进入心室。见到套管内的液面随着心搏上下波动后,将松结扎紧并固定在套管的小钩上。用滴管吸去套管内血液,以防止血块堵塞套管。③结扎右侧主动脉,剪断主动脉,持套管提起心脏,自静脉窦以下把其余血管一起结扎(切勿伤及或结扎静脉窦),分离周围组织,在结扎处下剪断血管,使心脏离体。并用任氏液连续换洗,至无血色,使插管内保留 1.5 mL 左右的任氏液。

(3) 将蛙心套管固定于铁架台,用带有长线的蛙心夹在心舒张期夹住心尖部,将长线连于张力换能器。

(4) 打开电脑及 BL-410 系统。记录一段正常心脏搏动曲线后,依次换加下列药液:①换入低钙任氏液;②当心脏收缩显著减弱时,向套管内加入 5%洋地黄溶液 0.1～0.2 mL(或 0.1%毒毛旋花子苷 K 溶液 0.2 mL);③当作用明显时,再向套管内加入 1%氯化钙溶液 2～3 滴(过量)。

每加一种药液后,密切注意心脏收缩强度、心率、房室收缩的一致性等方面的变化。

【结果记录】

|  | 任氏液 | 低钙任氏液 | 治疗量毒毛旋花子苷 K | 氯化钙 | 中毒量毒毛旋花子苷 K |
|---|---|---|---|---|---|
| 心搏振幅/mm |  |  |  |  |  |
| 心率/(次/分) |  |  |  |  |  |
| 心脏节律 |  |  |  |  |  |

打印或复印心脏的收缩曲线,图上注明加药、换药、心率、房室收缩的一致性、心室体积变化等方面的说明。

**【注意事项】**

（1）本实验以青蛙心脏为好。因蟾蜍皮下腺体有强心苷样物质，可降低对强心苷的敏感性。

（2）在整个实验过程中应保持套管内液面高度不变，以保证心脏固定的负荷。

（3）在实验过程中，基线的位置、放大倍数、描记速度应始终一致。

（4）在实验中以低钙任氏液灌注蛙心，使心脏的收缩减弱，可以提高心肌对强心苷的敏感性。

**【讨论】**

（1）请分析强心苷用药注意事项有哪些？

（2）强心苷类药物中毒怎么处理？

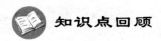 知识点回顾

# 地 高 辛 片

## （一）特点

强心苷具有直接加强心肌收缩力（即正性肌力作用）作用，这一作用在衰竭的心脏表现特别明显，具有选择性。治疗剂量对其他组织器官无明显作用时，已能增强心肌收缩力。主要表现在这三个方面：①传导性；②自律性；③有效不应期。

## （二）临床用途

（1）强心苷对伴有心房扑动、颤动的心功能不全疗效最好。

（2）对心脏瓣膜病、先天性心脏病及心脏负担过重（如高血压）引起的心功能不全疗效良好。

（3）用于甲状腺功能亢进症、严重贫血等。

（4）对急性心力衰竭或伴有肺水肿的患者，宜选用作用迅速的毒毛旋花子苷 K 或毛花苷 C 静脉注射。待病情稳定后改用口服地高辛维持。

（5）心房颤动即心房肌发生细弱而不规则的纤维颤动，每分钟频率达 400～600 次。

（6）心房扑动系快速而规则的心房异位节律，每分钟 250～300 次，频率虽较心房颤动少，但心房过快的冲动易传到心室，引起心室率过快。

（7）阵发性室上性心动过速者静脉注射强心苷常常有效。

## （三）不良反应

**1. 胃肠道反应**　厌食、恶心、呕吐、腹泻、腹痛。

**2. 神经系统**　头痛、疲乏、眩晕、噩梦、视物模糊、色视障碍（黄、绿视）。

**3. 心脏毒性**　室性早搏，房室结性、室性心动过速，房室传导阻滞等。

## （四）用法用量

**1. 成人常用量**　口服：常用 0.125～0.5 mg（0.5～2 片），每日 1 次，7 天可达稳态浓度；

若达快速负荷量,可每 6～8 h 给药 0.25 mg(1 片),总剂量每日 0.75～1.25 mg(3～5 片/日);维持量,每日 1 次,0.125～0.5 mg(0.5～2 片)。

**2. 小儿常用量**　口服:本品总量,早产儿 0.02～0.03 mg/kg;1 个月以下新生儿 0.03～0.04 mg/kg;1 个月～2 岁,0.05～0.06 mg/kg;2～5 岁,0.03～0.04 mg/kg;5～10 岁,0.02～0.035 mg/kg;10 岁或 10 岁以上,按成人常用量。本品总量分 3 次或每 6～8 h 给予。维持量为总量的 1/5～1/3,分 2 次,每 12 h 1 次或每日 1 次。

### (五)药物相互作用

(1)与两性霉素 B、糖皮质激素或排钾利尿剂如布美他尼、依他尼酸等同用时,可引起低血钾而致洋地黄中毒。

(2)与制酸药(尤其三硅酸镁)或止泻吸附药如白陶土与果胶、考来烯胺和其他阴离子交换树脂、柳氮磺吡啶或新霉素同用时,可抑制洋地黄类强心苷药物吸收而导致强心苷作用减弱。

(3)与抗心律失常药、钙盐注射剂、可卡因、泮库溴铵、萝芙木碱、琥珀胆碱或拟肾上腺素类药同用时,可因作用相加而导致心律失常。

(4)β 受体拮抗剂与本品同用可导致房室传导阻滞而发生严重心动过缓,但并不能排除用于单用洋地黄不能控制心室率的室上性快速心率。

(5)与奎尼丁同用,可使本品血药浓度提高 1 倍,甚至达到中毒浓度。提高程度与奎尼丁用量相关,合用后即使停用地高辛,其血药浓度仍继续上升。这是奎尼丁从组织结合处置换出地高辛,减少其分布容积之故,一般两药合用时应酌减地高辛用量。

(6)与维拉帕米、地尔硫䓬或胺碘酮同用,由于降低肾及全身对地高辛的清除率而提高其血药浓度,可引起严重心动过缓。

(7)依酚氯铵与本品同用可致明显心动过缓。

(8)血管紧张素转化酶抑制剂及其受体拮抗剂、螺内酯,均可使本品血药浓度增高。

(9)吲哚美辛可减少本品的肾清除,使本品半衰期延长,有洋地黄中毒危险,需监测血药浓度及心电图。

(10)与肝肾同用时,由于本品可能部分抵消肝素的抗凝作用,需调整肝素用量。

(11)洋地黄化时静脉用硫酸镁应极度谨慎,尤其是静脉注射钙盐时,可发生心脏传导变化和阻滞。

(12)红霉素由于改变胃肠道菌群,可增加本品在胃肠道吸收。

(13)甲氧氯普胺因促进肠道运动而减少地高辛的生物利用度约 25%。普鲁本辛因抑制肠道蠕动而提高地高辛生物利用度约 25%。

### (六)禁忌证

(1)预激综合征合并室上性心动过速。

(2)室性心动过速。

(3)肥厚性梗阻型心肌病。

(4)房室传导阻滞。

(5)单纯二尖瓣狭窄、窦性心律时发生的肺淤血症状。

(6)病态窦房结综合征。

(7) 动脉瘤。

(8) 严重的充血性心力衰竭(CHF)。

## (七) 注意事项

(1) 首先应根据患者的机体状况及近期是否用过长效强心苷等情况,选择适当制剂、用量及给药方法,减少中毒机会。

(2) 在用药过程中应密切注意患者的反应,一旦出现中毒症状应立即停药。

(3) 强心苷引起的快速型心律失常用钾盐治疗常有效,钾盐对异位起搏点的自律性有显著抑制作用。但应注意,钾离子能直接减慢心率和传导速度,加重强心苷引起的传导阻滞,有明显房室传导阻滞和心动过缓者不宜采用。

(4) 苯妥英钠和利多卡因等抗心律失常药对强心苷引起的快速型心律失常非常有效,它们既能降低异位节律点的自律性,又不抑制房室传导。苯妥英钠还可改善房室传导,更为适用。

(5) 对强心苷引起的窦性心动过缓及传导阻滞使用阿托品治疗。

(6) 考来烯胺能与洋地黄毒苷结合,阻断肝肠循环,减轻中毒。

(7) 地高辛抗体 Fab 片段静脉注射,可迅速与地高辛结合,解除地高辛对 $Na^+$-$K^+$-ATP 酶的抑制。

(夏乙平)

# 第十一章 内分泌系统实验

## 实验一 胰岛素的过量反应及其解救

本实验共 2 个学时。

【目的】

(1) 观察胰岛素过量引起的低血糖反应及葡萄糖的治疗效果。

(2) 练习小白鼠的腹腔注射方法。

【原理】 胰岛素是胰岛 β 细胞所分泌的一种激素,其主要生理功能是调节糖代谢,既能增加血糖的去路,又能减少血糖的来源,因此可使血糖浓度降低;同时对脂肪和蛋白质代谢也有调节作用。小白鼠静脉注射胰岛素,数分钟内血糖浓度即显著降低,若剂量较大,可导致低血糖休克,发生精神不安抽搐、惊厥现象。

【动物】 小白鼠。

【器材与药品】

**1. 药品** 胰岛素溶液(2 U/mL)、50%葡萄糖注射液、酸性生理盐水。

**2. 器材** 1 mL 注射器、天平或电子天平。

【方法】

(1) 取 3 只小白鼠编号为甲、乙、丙,称重后,甲、乙为实验组,丙为对照组。

(2) 给实验组的 2 只小白鼠腹腔注射胰岛素溶液 0.1 mL/10 g。

(3) 给对照组动物腹腔注射等量的酸性生理盐水。

(4) 将两组动物都放在 30～37 ℃的环境中,并记下时间,注意观察、比较两组动物的神态、姿势及活动情况。

(5) 当实验组动物出现明显反应时,记下时间,并立即给其中甲鼠皮下注射 50%葡萄糖注射液(0.1 mL/10 g),乙鼠则不予抢救。

(6) 将甲、乙、丙的活动情况记录下来,并分析所得的结果。

【结果记录】

| 鼠 号 | 体重/g | 药物及用量 | 用药后反应 |
|---|---|---|---|
| 甲 | | 胰岛素溶液 0.1 mL/10 g<br>50%葡萄糖注射液 0.1 mL/10 g | |
| 乙 | | 胰岛素溶液 0.1 mL/10 g | |
| 丙 | | 酸性生理盐水 0.1 mL/10 g | |

【注意事项】

(1) 动物在实验前必须饥饿 12～18 h。

(2) 一定要用 pH2.5～3.5 的酸性生理盐水配制胰岛素溶液,因为胰岛素在酸性环境中才有效应。

(3) 酸性生理盐水的配制:将 10 mL 0.1 mol/L HCl 加入 300 mL 生理盐水中,调整其 pH 值范围在 2.5～3.5,如果偏碱性,可加入同样浓度的盐酸调整。

(4) 注射胰岛素的动物最好在 30～37 ℃环境中保温,夏天可为室温,冬天则应高些,可到 36～37 ℃,因为温度过低,反应出现较慢。

【讨论】 胰岛素的药理作用及临床用途有哪些? 其主要不良反应及处理措施有哪些?

 知识点回顾

## 胰 岛 素

### (一) 特点

胰岛素是胰腺中胰岛 β 细胞合成和分泌的一种多肽类激素,是由 A、B 两条肽链经两个二硫键连接而成的小分子蛋白质。药用胰岛素可由猪、牛胰腺提取制得,按纯度不同,又可分为低纯度胰岛素和高纯度胰岛素,前者抗原性较低,易引起过敏反应。单组分胰岛素为高纯度胰岛素,抗原性较低,不易引起过敏反应和产生耐受性。用半合成方法从猪胰岛素制得人胰岛素或用 DNA 重组技术生产人胰岛素,可较好地解决胰岛素的抗原性问题。胰岛素的主要生理作用是调节代谢过程。对糖代谢:促进组织细胞对葡萄糖的摄取和利用,促进糖原合成,抑制糖异生,使血糖降低;对脂肪代谢:促进脂肪酸合成和脂肪储存,减少脂肪分解;对蛋白质:促进氨基酸进入细胞,促进蛋白质合成的各个环节以增加蛋白质合成。胰岛素总的作用是促进合成代谢。胰岛素是机体内唯一降低血糖的激素,也是唯一同时促进糖原、脂肪、蛋白质合成的激素。

### (二) 临床用途

(1) 1 型糖尿病患者由于自身胰岛 β 细胞功能受损,胰岛素分泌绝对不足,在发病时就需要胰岛素治疗,而且需终生胰岛素替代治疗以维持生命和生活。其约占糖尿病总人数的 5%。

(2) 2 型糖尿病有严重感染、外伤、大手术等严重应激情况,以及合并心脑血管并发症、肾脏或视网膜病变等。

(3) 糖尿病酮症酸中毒、非酮症高渗性昏迷。

(4) 长病程 2 型糖尿病血浆胰岛素水平确实较低,经合理饮食、体力活动和口服降糖药治疗控制不满意者;2 型糖尿病具有口服降糖药禁忌,如妊娠、哺乳等。

(5) 成年或老年糖尿病患者发病急、体重显著减轻伴明显消瘦。

(6) 妊娠糖尿病。

(7) 继发于严重胰腺疾病的糖尿病。

(8) 对严重营养不良、消瘦、顽固性妊娠呕吐、肝硬化初期可同时静脉滴注葡萄糖和小剂量胰岛素,以促进组织利用葡萄糖。

## （三）用法用量

常用胰岛素的用法用量见表 11-1。

**表 11-1 常用胰岛素的用法用量**

| 药物类型 | | 给药途径 | 作用时间/h | | | 给药时间及次数 |
|---|---|---|---|---|---|---|
| | | | 起效 | 高峰 | 持续 | |
| 短效 | 正规胰岛素 | 皮下注射 | 1/3～1/2 | 2～4 | 6～12 | 餐前 0.5 h,3～4 次/日 |
| | | 静脉注射 | 即刻 | 1/2 | 2 | 急救时 |
| | 结晶胰岛素 | 皮下注射 | 1/3～1/2 | 2～4 | 6～12 | 餐前 0.5 h,3～4 次/日 |
| | | 静脉注射 | 即刻 | 1/2 | 2 | 急救时 |
| 中效 | 低精蛋白锌胰岛素 | 皮下注射 | 2～4 | 8～12 | 18～24 | 早餐或晚餐前 0.5～1 h,1～2 次/日 |
| | 无定形胰岛素锌混悬液 | 皮下注射 | 1 | 4～6 | 12～16 | 餐前 0.5 h,3～4 次/日 |
| 长效 | 精蛋白锌胰岛素 | 皮下注射 | 3～6 | 14～20 | 24～36 | 早餐前 0.5～1 h,1 次/日 |
| | 结晶胰岛素混悬液 | 皮下注射 | 4～6 | 16～18 | 30～36 | 早餐前 0.5～1 h,1 次/日 |

## （四）不良反应

过敏反应、注射部位红肿、瘙痒、荨麻疹、血管神经性水肿。

（1）低血糖反应,出汗、心悸、乏力,出现意识障碍、共济失调、心动过速甚至昏迷。

（2）胰岛素抵抗,日剂量需超过 200 U。

（3）注射部位脂肪萎缩、脂肪增生。

（4）眼屈光失调。

## （五）药物相互作用

（1）糖皮质激素、促肾上腺皮质激素、胰高血糖素、雌激素、口服避孕药、肾上腺素、苯妥英钠、噻嗪类利尿剂、甲状腺素等可不同程度地升高血糖浓度,同用时应调整这些药或胰岛素的剂量。

（2）口服降糖药与胰岛素有协同降血糖作用。

（3）抗凝血药、水杨酸盐、磺胺类药及抗肿瘤药甲氨蝶呤等可与胰岛素竞争和血浆蛋白结合,从而使血液中游离胰岛素水平增高。非甾体抗炎药可增强胰岛素降血糖作用。

（4）β受体阻滞剂（如普萘洛尔）可阻止肾上腺素升高血糖的反应,干扰机体调节血糖功能,与胰岛素同用可增加低血糖的危险,而且可掩盖低血糖的症状,延长低血糖时间。合用时应注意调整胰岛素剂量。

（5）中等量至大量的酒精可增强胰岛素引起的低血糖的作用,可引起严重、持续的低血糖,在空腹或肝糖原储备较少的情况下更易发生。

（6）氯喹、奎尼丁、奎宁等可延缓胰岛素的降解,在血中胰岛素浓度升高从而加强其降血糖作用。

（7）升血糖药物如某些钙通道阻滞剂、可乐定、丹那唑、二氮嗪、生长激素、肝素、$H_2$ 受体拮抗剂、大麻、吗啡、尼古丁、磺吡酮等可改变糖代谢,使血糖升高,因此胰岛素同上述药物合用时应适当加量。

（8）血管紧张素转化酶抑制剂、溴隐亭、氯贝特、酮康唑、锂剂、甲苯咪唑、吡多辛、茶碱等可通过不同方式直接或间接致血糖降低,胰岛素与上述药物合用时应适当减量。

（9）奥曲肽可抑制生长激素、胰高血糖素及胰岛素的分泌,并使胃排空延迟及胃肠道蠕动减缓,引起食物吸收延迟,从而降低餐后高血糖。在开始用奥曲肽时,胰岛素应适当减量,以后再根据血糖调整。

（10）吸烟:可通过释放儿茶酚胺而拮抗胰岛素的降血糖作用,吸烟还能减少皮肤对胰岛素的吸收,所以正在使用胰岛素治疗的吸烟患者突然戒烟时,应观察血糖变化,考虑是否需适当减少胰岛素用量。

## （六）禁忌证

对胰岛素过敏患者禁用。

## （七）注意事项

（1）低血糖反应,严重者可出现低血糖昏迷,有严重肝、肾病变等患者应密切观察血糖。

（2）患者伴有下列情况,胰岛素需要量减少:肝功能不正常,甲状腺功能减退,恶心呕吐,肾功能不正常,肾小球滤过率每分钟 $10\sim50$ mL,胰岛素的剂量减少到 $95\%\sim75\%$;肾小球滤过率减少到每分钟 10 mL 以下,胰岛素剂量减少到 $50\%$。

（3）患者伴有下列情况,胰岛素需要量增加:高热、甲状腺功能亢进症、肢端肥大症、糖尿病酮症酸中毒、严重感染外伤、重大手术等。

（4）用药期间应定期检查血糖、尿常规、肝肾功能、视力、眼底视网膜血管、血压及心电图等,以了解病情及糖尿病并发症情况。

（5）运动员慎用。

（李茂凯）

# 实验二　氢化可的松的抗炎作用

本实验共 2 个学时。

【目的】

（1）观察蛋清的致炎作用和氢化可的松的抗炎作用。

（2）练习大白鼠捉拿方法及腹腔注射方法。

【原理】　大白鼠足跖注射新鲜蛋清可引起局部肿胀等非特异性炎症反应,利用该模型观察氢化可的松的抗炎作用。通过毛细血管放大原理,可将动物足跖容积通过刻度吸管的高度变化来反映肿胀率。

【动物】　大白鼠。

【器材与药品】

**1. 药品**　新鲜蛋清、氢化可的松溶液、生理盐水。

**2. 器材** 大白鼠后足容积测量器、注射器、天平或电子天平、1000 mL 烧杯。

【方法】

(1) 取大白鼠 2 只,标记为甲鼠和乙鼠,称重。

(2) 取带有侧管的大白鼠后足容积测量器(图 11-1),将注射器与侧管相连,盛入水,使液面与 20 mL 处平齐。

(3) 将两鼠右踝关节以下的突出起点处用圆珠笔画圈作标志,依次将各鼠右后足放入容积测量器内,使右后肢暴露在筒外,浸入的深度以画圈处与 20 mL 刻度重合为度。该足进入液体以后,液面升高,液体自侧管溢出,流入注射器中,记录溢出液体的读数。

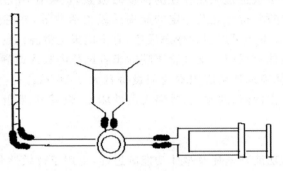

**图 11-1 大白鼠后足容积测量器**

(4) 分别腹腔注射下列药物。甲鼠:生理盐水 0.15 mL/10 g;乙鼠:氢化可的松溶液 0.15 mL/10 g。

(5) 在各鼠注射药物 15 min 后,从右后足掌心向掌踝关节方向皮下注射新鲜蛋清 0.1 mL。

(6) 在注射蛋清后 20 min、40 min、60 min、80 min,分别测量右后足的体积,记录溢出液体的体积。各鼠致炎以后的体积减去正常体积,即为各时间右后足肿胀度。

【结果记录】

| 鼠号 | 体重/g | 药物 | 正常体积/mL | 致炎后的肿胀度 | | | |
|------|--------|------|------------|--------|--------|--------|--------|
| | | | | 20 min | 40 min | 60 min | 80 min |
| 甲 | | 生理盐水 | | | | | |
| 乙 | | 氢化可的松 | | | | | |

【注意事项】

(1) 每次测量前必须把水补充至刻度处。

(2) 蛋清注射剂量与注射部位要准确。

(3) 每次测量部位要固定,要求所做的记号线必须与玻璃筒内液面保持一致,然后记录,避免误差。

【讨论】 氢化可的松的药理作用及临床用途有哪些? 使用时应注意哪些问题?

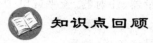 **知识点回顾**

## 氢化可的松注射液

### （一）特点

氢化可的松是人工合成也是天然存在的糖皮质激素，抗炎作用为可的松的 1.25 倍，也具有免疫抑制作用、抗毒作用、抗休克及一定的盐皮质激素活性等，并有留水、留钠及排钾作用，血浆半衰期为 8~12 h。本药可以引起变态反应，有 2 例报道静脉注射后出现了包括呼吸系统损伤的致死性的过敏性休克反应。支气管哮喘的患者经鼻内吸入或静脉注射氢化可的松醋酸酯，也可能引起过敏性休克。如果服用本药剂量每日大于 50 mg，则会引起库欣样反应，如颅内高血压、青光眼、囊下白内障、胰腺炎、骨骼无菌性坏死、腹膜炎、肥胖、满月脸、水肿等。

### （二）临床用途

可用于肾上腺皮质功能减退症及垂体功能减退症，也用于过敏性和炎症性疾病，及抢救危重中毒性感染。

### （三）用法用量

肌内注射一日 20~40 mg，静脉滴注一次 100 mg，一日 1 次。临用前加 25 倍的氯化钠注射液或 5% 葡萄糖注射液 500 mL 稀释后静脉滴注，同时加用维生素 C 0.5~1 g。

### （四）不良反应

本品在应用生理剂量替代治疗时一般无明显不良反应。不良反应多发生在应用药理剂量时，而且与疗程、剂量、用药种类、用法及给药途径等有密切关系。常见不良反应有以下几类：

（1）长期使用可引起以下副作用：医源性库欣综合征面容和体态、体重增加、下肢水肿、紫纹、易出血倾向、创口愈合不良、痤疮、月经紊乱、肱或股骨头缺血性坏死、骨质疏松及骨折（包括脊椎压缩性骨折、长骨病理性骨折）、肌无力、肌萎缩、低血钾综合征、胃肠道刺激（恶心、呕吐）、胰腺炎、消化性溃疡或穿孔、儿童生长受抑制、青光眼、白内障、良性颅内压升高综合征、糖耐量减退和糖尿病加重。

（2）患者可出现精神症状：欣快感、激动、谵妄、不安、定向力障碍，也可表现为抑制。精神症状尤易发生于患慢性消耗性疾病的人及以往有过精神不正常者。

（3）并发感染为肾上腺皮质激素的主要不良反应，以真菌、结核杆菌、葡萄球菌、变形杆菌、绿脓杆菌和各种疱疹病毒为主。

（4）糖皮质激素停药综合征：有时患者在停药后出现头晕、昏厥倾向、腹痛或背痛、低热、食欲减退、恶心、呕吐、肌肉或关节疼痛、头疼、乏力等，经仔细检查如能排除肾上腺皮质功能减退和原来疾病的复发，则可考虑为对糖皮质激素依赖综合征。

### （五）药物相互作用

（1）非甾体抗炎药可加强本品致消化性溃疡作用。

（2）可增强对乙酰氨基酚的肝毒性。

（3）与两性霉素 B 或碳酸酐酶抑制剂合用,可加重低钾血症,长期与碳酸酐酶抑制剂合用,易发生低血钙和骨质疏松。

（4）与蛋白质同化激素合用,可增加水肿的发生率,使痤疮加重。

（5）与抗胆碱能药（如阿托品）长期合用,可致眼压增高。

（6）三环类抗抑郁药可使本品引起的精神症状加重。

（7）与降糖药如胰岛素合用时,因本品可使糖尿病患者血糖升高,应适当调整降糖药剂量。

（8）甲状腺激素可使本品代谢清除率增加,故与甲状腺激素或抗甲状腺药合用,应适当调整后者的剂量。

（9）与避孕药或雌激素制剂合用,可加强本品治疗作用和不良反应。

（10）与强心苷合用,可增加洋地黄毒性及心律失常的发生。

（11）与排钾利尿药合用,可致严重低钾血症,并由于水钠潴留而减弱利尿药的排钠利尿效应。

（12）与麻黄碱合用,可增强其代谢清除率。

（13）与免疫抑制剂合用,可增加感染的危险性,并可能诱发淋巴瘤或其他淋巴细胞增生性疾病。

（14）可增加异烟肼在肝脏代谢和排泄,降低异烟肼的血药浓度和疗效。

（15）可促进美西律在体内代谢,降低血药浓度。

（16）与水杨酸盐合用,可减少血浆水杨酸盐的浓度。

（17）与生长激素合用,可抑制后者的促生长作用。

## （六）禁忌证

对本品及其他甾体激素过敏者禁用。下列疾病患者一般不宜使用,特殊情况应权衡利弊使用,但应注意病情恶化可能:严重的精神病（过去或现在）和癫痫,活动性消化性溃疡,新近胃肠吻合手术,骨折,创伤修复期,角膜溃疡,肾上腺皮质功能亢进症,高血压,糖尿病,孕妇,抗菌药物不能控制的真菌感染、水痘、麻疹,较重的骨质疏松症等。

## （七）注意事项

**1. 并发感染**　在糖皮质激素作用下,原来已被控制的感染可活动起来,最常见者为结核杆菌感染复发。在某些感染时应用激素可减轻组织的破坏、减少渗出、减轻感染中毒症状,但必须同时进行有效的抗生素治疗、密切观察病情变化,在短期用本药后,即应迅速减量、停药。

**2. 对诊断的干扰**

（1）糖皮质激素可使血糖、血胆固醇和血脂肪酸、血钠水平升高,使血钙、血钾下降。

（2）对外周血细胞的影响为淋巴细胞、真核细胞及嗜酸、嗜碱性粒细胞数下降,多核白细胞和血小板增加,后者也可下降。

（3）长期大剂量服用糖皮质激素可使皮试结果呈假阴性,如结核菌素试验、组织胞浆菌素试验和过敏反应试验等。

（4）还可使甲状腺[131]I 摄取率下降,减弱促甲状腺激素（TSH）对促甲状腺激素释放素（TRH）刺激的反应,使 TRH 兴奋实验结果呈假阳性。干扰促黄体素释放素（LHRH）兴奋试验的结果。

(5) 使同位素脑和骨显像减弱或稀疏。

**3. 下列情况应慎用**　心脏病或急性心力衰竭、糖尿病、憩室炎、情绪不稳定和有精神病倾向、全身性真菌感染、青光眼、肝功能损害、眼单纯性疱疹、高脂蛋白血症、高血压、甲减(此时糖皮质激素反应增强)、重症肌无力、骨质疏松、胃溃疡、胃炎或食管炎、肾功能损害或结石、结核病等。

**4. 随访检查**　长期应用糖皮质激素者,应定期检查以下项目:

(1) 血糖、尿糖或糖耐量试验,尤其是糖尿病或糖尿病倾向者。

(2) 小儿应定期检测生长和发育情况。

(3) 眼科检查,注意白内障、青光眼或眼部感染的发生。

(4) 血清电解质检查和大便隐血试验。

(5) 高血压和骨质疏松症的检查,尤其注意老年人。

(6) 用药过程中减量宜缓慢,不可突然停药。

(李茂凯)

# 实验三　地塞米松对小白鼠耳肿胀的作用

本实验共 2 个学时。

【目的】　观察地塞米松对二甲苯所致的小白鼠耳部水肿及毛细血管渗透的影响。

【原理】　二甲苯涂于小白鼠耳部,可致局部组织炎症,释放某些炎症物质,造成耳部急性渗透性炎性水肿。糖皮质激素可以明显抑制各种致炎因素引起的炎症,从而改善红、肿、热、痛等症状。通过测定小白鼠耳片的重量,观察炎症的发生和糖皮质激素的抗炎作用。

【动物】　雄性小白鼠。

【器材与药品】

**1. 药品**　二甲苯、0.5%地塞米松溶液、生理盐水。

**2. 器材**　打孔器(直径 9 mm)、1 mL 注射器、天平或电子天平、剪刀、鼠笼、5 号针头。

【方法】

(1) 取体重 25~30 g 雄性小白鼠 2 只,称重、编号。

(2) 每只小白鼠用 0.1 mL 二甲苯涂擦右耳前后两面皮肤,30 min 后,甲鼠腹腔注射 0.5%地塞米松溶液 0.1 mL/10 g,乙鼠腹腔注射等量生理盐水。

(3) 2 小时后将小白鼠颈椎脱臼处死,沿耳廓基线剪下两耳,用打孔器在两耳同一部位打下圆耳片,分别称重。同一只小白鼠的右耳片重减去左耳片重,即为右耳肿胀程度。

【结果记录】

| 鼠号 | 体重/g | 药物 | 用量/mL | 耳片重量/mg | | 肿胀程度 |
| | | | | 右 | 左 | |
| --- | --- | --- | --- | --- | --- | --- |
| 甲 | | 0.5%地塞米松 | | | | |
| 乙 | | 生理盐水 | | | | |

【注意事项】
（1）所取右耳片应与涂二甲苯的部位一致。
（2）应使用锋利的打孔器。
【讨论】　地塞米松的药理作用及临床用途有哪些？使用时应注意哪些问题？

 知识点回顾

## 地塞米松磷酸钠注射液

### （一）特点

地塞米松又名氟美松、氟甲强的松龙、德沙美松，是糖皮质激素类药物。其衍生物有氢化可的松、泼尼松等，其药理作用主要是抗炎、抗毒、抗过敏、抗风湿，临床使用较广泛。极易自消化道吸收，其血浆 $t_{1/2}$ 为 190 min，组织 $t_{1/2}$ 为 3 日，肌内注射地塞米松磷酸钠或地塞米松醋酸酯后分别于 1 h 和 8 h 达血药浓度峰值。本品血浆蛋白结合率较其他皮质激素类药物为低。0.75 mg 本品的抗炎活性相当于 5 mg 泼尼松龙。其抗炎、抗过敏和抗毒作用较泼尼松更强，水钠潴留和促进排钾作用很轻，可肌内注射或静脉滴注，对垂体-肾上腺抑制作用较强。

### （二）临床用途

主要用于过敏性与自身免疫性炎症性疾病，多用于结缔组织病、活动性风湿病、类风湿性关节炎、红斑狼疮、严重支气管哮喘、严重皮炎、溃疡性结肠炎、急性白血病等，也用于某些严重感染及中毒、恶性淋巴瘤的综合治疗。

### （三）用法用量

一般剂量静脉注射每次 2～20 mg；静脉滴注时，应以 5% 葡萄糖注射液稀释，可 2～6 h 重复给药至病情稳定，但大剂量连续给药一般不超过 72 h。还可用于缓解恶性肿瘤所致的脑水肿，首剂静脉注射 10 mg，随后每 6 h 肌内注射 4 mg，一般 12～24 h 患者可有所好转，2～4 天后逐渐减量，5～7 天停药。对不宜手术的脑肿瘤，首剂可静脉注射 50 mg，以后每 2 h 重复给予 8 mg，数天后再减至每天 2 mg，分 2～3 次静脉给予。用于鞘内注射每次 5 mg，间隔 1～3 周注射一次；关节腔内注射一般每次 0.8～4 mg，按关节腔大小而定。

### （四）不良反应

同氢化可的松注射液。

### （五）配伍禁忌

地塞米松与氯化钙、磺胺嘧啶钠、盐酸四环素、盐酸土霉素、苯海拉明、氯丙嗪、异丙嗪、酚磺乙胺、盐酸普鲁卡因等配伍易出现混浊或沉淀使药物失效；与呋塞米、水杨酸钠类药物合用可增加其毒性。
（1）与巴比妥类、苯妥英、利福平同服，本品代谢促进作用减弱。
（2）与水杨酸类药合用，增加其毒性。

（3）可减弱抗凝血剂、口服降糖药作用，应调整剂量。

（4）与利尿剂（保钾利尿剂除外）合用可引起低钾血症，应注意用量。

（5）非甾体抗炎药可加强糖皮质激素的致溃疡作用，可增强对乙酰氨基酚的肝毒性。氨鲁米特能抑制肾上腺皮质功能，加速地塞米松的代谢，使其半衰期缩短50％。与两性霉素 B 或碳酸酐酶抑制剂合用时，可加重低钾血症，应注意血钾和心脏功能变化，长期与碳酸酐酶抑制剂合用，易发生低血钙和骨质疏松。

（6）与蛋白质同化激素合用，可增加水肿的发生率，使痤疮加重。与制酸药合用，可减少强的松或地塞米松的吸收。与抗胆碱能药（如阿托品）长期合用，可致眼压增高。三环类抗抑郁药可使糖皮质激素引起的精神症状加重。

（7）与降糖药如胰岛素合用时，因可使糖尿病患者血糖升高，应适当调整降糖药剂量。甲状腺激素可使糖皮质激素的代谢清除率增加，故甲状腺激素或抗甲状腺药与糖皮质激素合用时，应适当调整后者的剂量。与避孕药或雌激素制剂合用，可加强糖皮质激素的治疗作用和不良反应。与强心苷合用，可增加洋地黄毒性及心律失常的发生。与排钾利尿药合用，可致严重低血钾，并由于水钠潴留而减弱利尿药的排钠利尿效应。

（8）与麻黄碱合用，可增强糖皮质激素的代谢清除率。与免疫抑制剂合用，可增加感染的危险性，并可能诱发淋巴瘤或其他淋巴细胞增生性疾病。糖皮质激素，尤其是强的松龙可增加异烟肼在肝脏的代谢和排泄，降低异烟肼的血药浓度和疗效。

（9）糖皮质激素可促进美西律在体内代谢，降低血药浓度。与水杨酸盐合用，可减小血浆水杨酸盐的浓度。与生长激素合用，可抑制后者的促生长作用。

## （六）药物相互作用

（1）与巴比妥类、苯妥英、利福平同服，本品代谢促进作用减弱。

（2）与水杨酸类药合用，增加其毒性。

（3）可减弱抗凝血剂、口服降糖药作用，应调整剂量。

## （七）禁忌证

对本品及糖皮质激素类药物有过敏史患者禁用，特殊情况下权衡利弊使用，注意病情恶化的可能；高血压、血栓性疾病、胃与十二指肠溃疡、精神病、电解质代谢异常、心肌梗死、内脏手术、青光眼等患者一般不宜使用。

## （八）注意事项

（1）结核病、急性细菌性或病毒性感染患者应用时，必须给予适当的抗感染治疗。

（2）长期服药后，停药前应逐渐减量。

（3）糖尿病、骨质疏松症、肝硬化、肾功能不良、甲状腺功能低下患者慎用。

（李茂凯）

# 实验四　糖皮质激素对红细胞膜的保护作用

本实验共 2 个学时。

【目的】　观察氢化可的松保护细胞膜的作用。

【原理】　氢化可的松属于短效糖皮质激素,具有膜稳定作用,可以保护红细胞膜免受皂苷破坏,从而对抗溶血。

【动物】　家兔。

【器材与药品】

**1. 药品**　0.5％氢化可的松溶液、4％桔梗煎剂滤液、2％红细胞混悬液、生理盐水。

**2. 器材**　试管、吸管、试管架。

【方法】

(1) 取试管 3 支,编号,分别加入 2％红细胞混悬液 3 mL。

(2) 第 1 管加生理盐水 1 mL,第 2 管加生理盐水 0.5 mL,第 3 管加 5％氢化可的松溶液 0.5 mL,摇匀。

(3) 10 min 后,第 2、3 管分别加入 4％桔梗煎剂滤液 0.5 mL,摇匀。

(4) 每隔 2～3 min 观察 1 次,注意 3 管中有无溶血现象并记录。

【结果记录】　将实验结果记录于表内,并进行分析。

| 试管 | 2％红细胞混悬液 | 生理盐水 | 5％氢化可的松 | 4％桔梗煎剂滤液 | 溶血情况 |
|---|---|---|---|---|---|
| 1 | 3 mL | 1.0 mL | — | — | |
| 2 | 3 mL | 0.5 mL | — | 0.5 mL | |
| 3 | 3 mL | — | 0.5 mL | 0.5 mL | |

【注意事项】

(1) 2％红细胞混悬液的制备:取家兔 1 只,从心脏采血,置于盛有玻璃珠的三角烧瓶中振摇(或用棉签搅拌),去掉纤维蛋白,加入 3～4 倍体积的生理盐水摇匀,离心,倒去上层血液。再用生理盐水反复洗涤,离心,直至离心后上层清液呈无色透明为止。根据红细胞容量,用生理盐水稀释成 2％红细胞混悬液。

(2) 红细胞混悬液在冰箱中冷藏 3～5 天,稳定性更高,比新鲜配制的效果更好。

【讨论】　简述糖皮质激素的抗炎作用的机制。

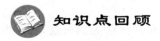

## 知识点回顾

### 糖皮质激素

## (一) 特点

糖皮质激素,是由肾上腺皮质分泌的一类甾体激素,也可由化学方法人工合成。由于可用于一般的抗生素或抗炎药所不及的病症,如严重急性呼吸综合征(SARS)、败血症等,具有调节糖、脂肪和蛋白质的生物合成和代谢的作用,还具有抗炎作用,称其为糖皮质激素是因为其调节糖类代谢的活性最早为人们所认识。

糖皮质激素的基本结构特征包括肾上腺皮质激素所具有的 C3 位的羰基 17β 等位的酮醇侧链以及糖皮质激素独有的 17α 位和 11β 位的羟基。

目前糖皮质激素这个概念不仅包括具有上述特征和活性的内源性物质,还包括很多经过结构优化的具有类似结构和活性的人工合成药物。目前糖皮质激素类药物是临床应用较多的一类药物。其药理作用为:

**1. 抗炎作用** 糖皮质激素有快速、强大而非特异性的抗炎作用,对各种炎症均有效。在炎症初期,糖皮质激素抑制毛细血管扩张,减轻渗出和水肿,又抑制白细胞的浸润和吞噬,而减轻炎症症状。在炎症后期,抑制毛细血管和纤维母细胞的增生,延缓肉芽组织的生成,而减轻瘢痕和粘连等炎症后遗症。但须注意,糖皮质激素在抑制炎症、减轻症状的同时,也降低了机体的防御功能,必须同时应用足量有效的抗菌药物,以防炎症扩散和原有病情恶化。

**2. 免疫抑制作用** 糖皮质激素抑制巨噬细胞对抗原的吞噬和处理;促进淋巴细胞的破坏和解体,促其移出血管而减少循环中淋巴细胞数量;小剂量时主要抑制细胞免疫;大剂量时抑制浆细胞和抗体生成而抑制体液免疫功能。

**3. 抗休克作用**

(1)抑制某些炎症因子的产生,减轻全身炎症反应及组织损伤。

(2)稳定溶酶体膜,减少心肌抑制因子(MDF)的生成,加强心肌收缩力。

(3)抗毒作用:糖皮质激素本身为应激激素,可大大提高机体对细菌内毒素的耐受能力,而保护机体度过危险期而赢得抢救时间,但对细菌外毒素无效。

(4)解热作用:糖皮质激素可直接抑制体温调节中枢,降低其对致热源的敏感性,又能稳定溶酶体膜而减少内热源的释放,而对严重感染,如败血症、脑膜炎等具有良好退热和改善症状作用。

(5)降低血管对某些缩血管活性物质的敏感性,使微循环血流动力学恢复正常,改善休克。

**4. 其他作用**

(1)造血系统:糖皮质激素刺激骨髓造血功能,使红细胞、血红蛋白、血小板增多,能使中性粒细胞数量增多,但却抑制其功能,使单核细胞、嗜酸性和嗜碱性粒细胞减少。对肾上腺皮质功能亢进者,可使淋巴组织萎缩,减少淋巴细胞数。但对肾上腺皮质功能减退者,则促进淋巴组织增生而增加淋巴细胞数。

(2)中枢神经系统:GCS 兴奋中枢神经系统,出现兴奋、激动、失眠、欣快感等,可诱发精神病和癫痫。

(3)消化系统:GCS 促进胃酸和胃蛋白酶的分泌,抑制黏液的分泌,可诱发或加重溃疡病。

(4)骨骼:长期大量应用糖皮质激素类药物可引起骨质疏松。

(5)影响激素水平,特别是生长激素水平。

**5. 抗毒作用** 糖皮质激素能提高机体对细菌内毒素的耐受性,既有良好的退热作用,又有明显的缓解毒血症的作用。但不能中和内毒素,也不能破坏内毒素,对外毒素亦无作用。

## (二)临床用途

**1. 替代疗法** 用于急慢性肾上腺皮质功能不全、垂体前叶功能减退和肾上腺次全切除术后的补充替代疗法。

**2. 严重急性感染或炎症**

（1）严重急性感染：对细菌性严重急性感染，在应用足量有效抗菌药物的同时，配伍 GCS，利用其抗炎、抗毒作用，可缓解症状，帮助患者度过危险期。对病毒性感染，一般不用 GCS，水痘和带状疱疹患者用后可加剧。但对重度肝炎、腮腺炎、麻疹和乙脑患者用后可缓解症状。

（2）防止炎症后遗症，用于脑膜炎、心包炎、关节炎及烧伤等。用 GCS 后可减轻瘢痕与粘连、减轻炎症后遗症。对虹膜炎、角膜炎、视网膜炎，除上述作用外，尚可产生抗炎止痛作用。

**3. 呼吸系统疾病** 近年来，对支气管哮喘的认识由单纯气道平滑肌功能性过度痉挛，深化为一种气道慢性炎症性疾病。此种炎症是由多种炎性细胞如肥大细胞、嗜酸性粒细胞、T 淋巴细胞参与的。其主要的作用有：抑制花生四烯酸的代谢，减少白三烯和前列腺素的合成；促使小血管收缩，增高其内皮的紧密度，减少血管渗漏；抑制炎症细胞的定向移动；活化并提高呼吸道平滑肌 β 受体的反应性；阻止细胞因子生成；抑制组胺酸脱羧酶，减少组胺的形成等。但不同激素使用疗效的差异有显著性。甲强龙的显效率较高，临床观察其引起水钠潴留及下丘脑-垂体-肾上腺素轴（HPA）抑制等不良反应轻。地塞米松虽在临床广泛应用但起效慢，因在体内由肝脏转化为泼尼松后起效，且半衰期长，对 HPA 抑制作用强而持久，对糖代谢的影响大。故两者比较甲强龙因起效快、半衰期适中、抗炎作用强、疗效显著值得推广使用。

**4. 自身免疫性和过敏性疾病**

（1）自身免疫性疾病：GCS 对风湿热、类风湿性关节炎、系统性红斑狼疮等多种自身免疫病均可缓解其症状。对器官移植术后患者应用，可抑制排斥反应。

（2）过敏性疾病：GCS 对荨麻疹、枯草热、过敏性鼻炎等过敏性疾病均可缓解症状，但不能根治。

**5. 治疗休克** 对感染中毒性休克效果最好，其次为过敏性休克，对心源性休克和低血容量性休克也有效。

**6. 血液系统疾病** 对急性淋巴细胞性白血病疗效较好。对再生障碍性贫血、粒细胞减少症、血小板减少症、过敏性紫癜等也能明显缓解，但需长期大剂量用药。

**7. 皮肤病** 对银屑病、湿疹、接触性皮炎，可局部外用，但对天疱疮和剥脱性皮炎等严重皮肤病则需全身给药。

**8. 恶性肿瘤** 对恶性淋巴瘤、晚期乳腺癌、前列腺癌等均有效。

**9. 白血病** 由糖皮质激素组成的方案是临床上常用的化疗方案，但是应用哪一种糖皮质激素最好尚存争议。有研究认为应用地塞米松的疗效好于强的松，因其能透过血脑屏障，可以防治中枢神经系统白血病及防止白血病复发，其所治疗的患者持续缓解时间延长。

## （三）用法用量

（1）大剂量突击疗法，用于急症，如严重感染和休克。药物选择及用法：常选用氢化可的松，首次可静脉滴注 200～300 mg，一日量可达 1 g 以上，疗程一般不超过 5 日。治疗休克可用超大剂量，每次静脉注射 1 g，每日 4～6 次，在达到治疗目的后，可立即停药。

（2）一般剂量长期疗法，用于自身免疫性、过敏性疾病。药物选择及用法：常选用中效的糖皮质激素制剂，如泼尼松、泼尼松龙。开始时使用泼尼松口服 10～20 mg 或其他糖皮质激素类药的等效量，一日 3 次，产生临床疗效后，逐渐减量，每 5～7 天减量 5～10 mg，至最小有效量维持，持续数月。

（3）小剂量替代疗法。适用于腺垂体功能减退、慢性肾上腺皮质功能不全及肾上腺皮质次全切除术后。药物选择及用法：一般宜选择天然激素，如可的松和氢化可的松，因这类制剂兼有糖皮质激素与盐皮质激素两种作用，有的患者可免用或少用盐皮质激素类药。一般维持量可的松为每日 12.5～25 mg，或氢化可的松每日 10～20 mg。

（4）隔日疗法。将两日的总药量在隔日的清晨 7～8 时一次给予，常用中效的泼尼松、泼尼松龙。

## （四）不良反应

**1. 长期大量应用引起的不良反应**

（1）皮质功能亢进综合征，表现为满月脸、水牛背、高血压、多毛、尿糖、皮肤变薄等，为 GCS 使代谢紊乱所致。

（2）诱发或加重感染，主要原因为激素降低机体对病原微生物的抵抗力。

（3）诱发或加重溃疡病。

（4）诱发高血压和动脉硬化。

（5）骨质疏松、肌肉萎缩、伤口愈合延缓。

（6）诱发精神病和癫痫。

（7）抑制儿童生长发育。

（8）股骨头坏死。

（9）其他：负氮平衡，食欲增加，低钙血症，高血糖倾向，欣快感。

**2. 停药反应**

（1）肾上腺皮质萎缩或功能不全。长期用药者减量过快或突然停药，可引起肾上腺皮质功能不全。当久用 GCS 后，可致肾上腺皮质萎缩。突然停药后，如遇到应激状态，可因体内缺乏 GCS 而引发肾上腺危象。

（2）反跳现象与停药症状。

## （五）药物相互作用

（1）非甾体抗炎药可加强糖皮质激素的致溃疡作用。

（2）可增强对乙酰氨基酚的肝毒性。

（3）氨鲁米特能抑制肾上腺皮质功能，加速地塞米松的代谢，使其半衰期缩短50％。

（4）与两性霉素 B 或碳酸酐酶抑制剂合用时，可加重低钾血症，应注意血钾和心脏功能变化。长期与碳酸酐酶抑制剂合用，易发生低血钙和骨质疏松。

（5）与蛋白质同化激素合用，可增加水肿的发生率，使痤疮加重。

（6）与制酸药合用，可减少强的松或地塞米松的吸收。

（7）与抗胆碱能药（如阿托品）长期合用，可致眼压增高。

（8）三环类抗抑郁药可使糖皮质激素引起的精神症状加重。

（9）与降糖药如胰岛素合用时，因可使糖尿病患者血糖升高，应适当调整降糖药剂量。

（10）甲状腺激素可使糖皮质激素的代谢清除率增加，故甲状腺激素或抗甲状腺药与糖皮质激素合用时，应适当调整后者的剂量。

（11）与避孕药或雌激素制剂合用，可加强糖皮质激素的治疗作用和不良反应。

（12）与强心苷合用，可增加洋地黄毒性及心律失常的发生。

（13）与排钾利尿药合用，可致严重低血钾，并由于水钠潴留而减弱利尿药的排钠利尿作用。

（14）与麻黄碱合用，可增强糖皮质激素的代谢清除率。

（15）与免疫抑制剂合用，可增加感染的危险性，并可能诱发淋巴瘤或其他淋巴细胞增生性疾病。

（16）糖皮质激素（尤其是强的松龙）可增加异烟肼在肝脏代谢和排泄，降低异烟肼的血药浓度和疗效。

（17）糖皮质激素可促进美西律在体内代谢，降低血药浓度。

（18）与水杨酸盐合用，可减少血浆水杨酸盐的浓度。

（19）与生长激素合用，可抑制后者的促生长作用。

## （六）注意事项

抗生素不能控制的病毒、真菌等感染，水痘、活动性消化性溃疡、严重高血压、动脉硬化、糖尿病、角膜溃疡、骨质疏松、孕妇、创伤或手术修复期、骨折、肾上腺皮质功能亢进症、严重的精神病和癫痫、心或肾功能不全者禁用。

（李茂凯）

# 第十二章 抗微生物药实验

## 实验一 医院常用消毒防腐药的应用

本实验共 2 个学时。

【目的】

（1）掌握医院常用消毒防腐药的种类、作用特点及临床用途。

（2）掌握常用消毒防腐药的用法与注意事项。

（3）学会正确选择和使用消毒防腐药。

【原理】

（1）使微生物蛋白质凝固变性，如酚类、醛类、重金属类。

（2）增加微生物细胞膜的通透性，造成细胞溃破或溶解，如表面活性剂。

（3）与微生物体内酶系统结合，影响其代谢功能，如重金属类、氧化剂类。

【器材与药品】

**1. 药品** 75%乙醇溶液、0.1%苯扎溴铵溶液（新洁尔灭）、0.5%过氧乙酸、碘伏、2%来苏儿、10%甲醛溶液、3%双氧水、紫药水、20%漂白粉等。

**2. 器材** 医用棉签、医用弯盘、手术用器械。

【方法】

（1）教师介绍本次实验目的与要求，讲解消毒防腐药基本知识及用药注意事项。

（2）学生分组，走访医院、科室、社区服务站。

（3）收集常用的消毒防腐措施资料。

（4）进入实验室识别药物并归类。

（5）说明各药物的作用、特点、用途、用法及注意事项。

【结果记录】

| 药物浓度 | 活性 | 主要用途及应用方法 | | | | | | | | 注意事项 |
|---|---|---|---|---|---|---|---|---|---|---|
| | | 皮肤 | 黏膜 | 创面 | 环境 | 饮水 | 金属器械 | 非金属器械 | 排泄物 | |
| | | | | | | | | | | |

【注意事项】

（1）消毒防腐药的种类多，要熟悉各类消毒防腐药的特点及注意事项。

（2）要掌握各类消毒防腐药之间的配伍禁忌。

【讨论】 讨论医务工作者在临床工作中使用消毒防腐药应注意的问题。

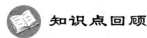 知识点回顾

# 一、消毒防腐药的概念及特点

消毒药是指外用能迅速杀灭病原微生物的药物;防腐药是指能抑制微生物生长、繁殖的药物。两者间无严格的界限,消毒药在低浓度时也呈现抑菌作用,防腐药在高浓度时也能显出杀菌作用。这类药物无严格的抗菌谱,对病原微生物与机体组织细胞无明显选择性,故不宜全身用药。

**1. 与抗菌药物区别**　对病原微生物和人体的选择性差,可损害人体。

**2. 应用**　体表、器具(器械)、排泄物、周围环境的消毒防腐。

# 二、作用机制

(1) 使病原微生物蛋白质凝固变性。

(2) 与微生物酶系统结合,干扰其功能。

(3) 降低细菌表面张力,增加其细胞膜通透性,造成溃破或溶解。

# 三、影响药物作用的因素

**1. 药物浓度和作用时间**　一般来说药物浓度越高,其杀菌、抑菌效果越好,但有的药物需选择合适的浓度,如 70%～75% 乙醇比 90% 乙醇杀菌效果要好。药物浓度越高和作用时间越长,则对机体组织的刺激性就越大,容易产生不良反应。

**2. 药物的剂型**　如苯酚的水溶液有强大的杀菌作用,其甘油剂和油溶液则作用显著降低。

**3. 用药环境**　病变部位有大量脓血等蛋白质的分泌物,重金属盐类药物杀菌效果会减弱;在苯甲酸的微酸性环境下作用强,三氯叔丁醇制剂 pH 值不能超过 5。

**4. 病原微生物敏感性**　如苯酚的杀菌作用强,但对病毒无效;病毒对碱类敏感,对酚类耐药;又如真菌对羟苯乙酯敏感,对氧化剂效果差。

**5. 药物相互作用**　如阳离子表面活性剂和阴离子表面活性剂共用,可使其作用减弱。

# 四、分类及代表药物

## (一) 含氯消毒剂

含氯石灰(漂白粉)含有效氯 25%～35%,为灰白色粉末,在水中易溶解生成次氯酸,具有快而强的杀菌作用。酸性环境中有利于释放氧,有漂白作用。对皮肤有刺激作用,对金属有腐蚀作用。禁忌与酸、铵盐、硫黄和某些有机化合物配伍。

### （二）含碘消毒剂

**1. 碘** 可杀死细菌（包括铜绿假单胞菌）、真菌、病毒和阿米巴原虫。但组织穿透能力弱，只用于组织表面消毒，是对小伤口和擦伤的一线治疗药物。外用碘酊一般杀菌活性维持15 min。

常用制剂：碘酊（碘与碘化钾）、碘甘油、西地碘片。

**2. 聚维酮碘（聚乙烯吡咯烷酮碘）**

（1）本品为一种应用较普遍的碘附。碘附（或碘伏）是指元素碘和聚合物载体相结合的一种疏松复合物。这种载体不仅有助于增强碘的溶解度，而且为持续释放碘提供一个储存库。

（2）聚维酮碘为广谱强效杀菌剂，对细菌、病毒、真菌、原虫和芽孢都有效，大多数微生物不会对元素碘耐药。

（3）用于皮肤消毒，黏膜冲洗，医务人员刷手、泡手，注射、手术部位皮肤消毒。用于治疗皮肤、黏膜细菌性感染，如治疗烫伤、滴虫性阴道炎、真菌性阴道炎、化脓性皮肤炎、皮肤真菌感染等；也用于公共卫生和食品工业中的消毒。

（4）对碘或聚维酮碘过敏者禁用。

（5）注意事项：为美国食品药品监督管理局（FDA）孕妇用药 C 类，儿童特别是新生儿慎用；仅可外用。

（6）用法与用量见表 12-1。

**表 12-1　聚维酮碘的用法与用量**

| 消 毒 对 象 | 有效碘浓度 | 消 毒 方 法 |
|---|---|---|
| 细菌繁殖体污染物品 | 0.05% | 浸泡 30 min |
| 外科洗手用 | 0.25%～0.5% | 擦拭 3 min |
| 手术部位及注射部位的皮肤 | 0.25%～0.5% | 局部擦拭 2 遍，作用共 2 min |
| 口腔黏膜及创口黏膜创面 | 0.05%～0.1% | 擦拭，作用 3～5 min |
| 注射部位消毒 | 0.2% | 擦拭，作用 2～3 min |
| 阴道黏膜及伤口黏膜创面 | 0.025% | 冲洗 3～5 min |

（7）制剂与规格：聚维酮碘溶液、聚维酮碘软膏、聚维酮碘栓剂。

### （三）乙醇（酒精）

**1. 作用与应用**

（1）作用于菌体使其蛋白质变性而杀灭，70%浓度杀菌效果最强，过高浓度可使菌体表层蛋白质凝固，从而阻碍乙醇向内渗透而影响杀菌作用。用作注射、穿刺或手术前的皮肤消毒，也用于消毒手和清洁表面。但因杀菌效力低，不能用于手术和口腔科器械的消毒。

（2）擦拭皮肤能扩张局部血管，增强血液循环。由于乙醇能挥发，有助热量散发，对高热患者可用稀释的乙醇涂擦皮肤，降低体温；对长期卧床患者涂擦皮肤可防止褥疮发生。

（3）神经破坏剂，用于治疗严重和慢性的疼痛。

（4）注射剂作为液态栓塞剂和硬化剂，用于肝囊肿、肾囊肿及各种恶性肿瘤和血管畸形等疾病的栓塞硬化治疗。

**2. 用法与用量** 根据需要稀释成不同浓度应用。

（1）对高热患者用20％～30％乙醇擦拭皮肤降温。

（2）预防褥疮用40％～50％乙醇涂擦。

（3）皮肤消毒常用70％～75％的溶液涂擦。

## （四）甲醛溶液（福尔马林）

注：本品为含甲醛36％的溶液。

**1. 作用与应用** 能与菌体蛋白质中氨基结合，使其变性而发挥作用。对细菌、真菌和许多病毒均有效。外涂能使皮肤硬化、粗糙并发白，产生局部麻醉作用。用于多汗症、包虫病、龋齿，以及器械、房屋等消毒，还可用于病理标本防腐保存。

**2. 不良反应** 接触皮肤可使其变白、变硬和过敏，发生接触性皮炎。甲醛蒸气强烈刺激眼和呼吸道引起流泪、咳嗽，甚至结膜炎、鼻炎和气管炎。误服本品可刺激口腔、咽喉和消化道黏膜，引起疼痛、呕吐和腹泻等。大量吸收可出现中枢神经系统症状，甚至意识丧失或惊厥，致中枢抑制，导致死亡。

**3. 禁忌证** 对实验动物致畸，故孕妇禁用。

## （五）苯酚（石炭酸）

**1. 作用与应用** 1％以上浓度可杀灭一般细菌（包括结核杆菌）、真菌，对芽孢、病毒无效。稀溶液（0.5％～1.5％）能使感觉神经末梢麻痹，止痒。用于消毒外科器械和排泄物的处理；皮肤杀菌、止痒及中耳炎。

**2. 不良反应** 本品对组织有腐蚀性和刺激性，高浓度外用可引起组织损伤，甚至坏死。水溶液用于体表，浓度不宜超过2％，外用后不加封包。

曾报道在通风较差的场所，以苯酚消毒、清洁摇篮和床垫等，引起新生儿高胆红素血症，对婴儿已证实有致命性。

**3. 禁忌证** 尿布皮炎患儿及6个月以下婴儿禁用。避免应用在破损皮肤和伤口。

**4. 制剂与规格** 苯酚软膏、苯酚甘油。

## （六）酸类

**1. 苯甲酸**

1）作用与应用 抑制细菌、真菌。

（1）毒性很低，用于食物防腐。

（2）与水杨酸合用治疗浅部真菌感染，如体癣、手癣及足癣等，为二线用药。

2）不良反应 口服可发生哮喘、皮疹、唇和舌水肿、鼻炎、荨麻疹及血管性水肿等过敏反应（发生率为3％～7％）。外涂可发生接触性皮炎，还能刺激眼睛和黏膜。

**2. 冰醋酸**

1）作用与应用 刺激性小，可洗涤铜绿假单胞菌感染的伤口，还可经阴道冲洗配合治疗滴虫病。

2）不良反应 可引起接触性皮炎。以30％的冰醋酸溶液治疗甲癣可引起化学性甲沟炎，还可引起刺痛或烧灼感。

3）禁忌证 过敏和中耳炎穿孔者禁用。

**3. 过氧乙酸** 过氧乙酸为强氧化剂，遇有机酸放出新生态氧而起氧化作用。对细菌、芽孢、真菌、病毒均有较强的杀灭作用。0.1%～0.2%过氧乙酸溶液用于洗手消毒,浸泡 1 min 即可;0.3%～0.5%过氧乙酸溶液用于器械消毒,浸泡 15 min 即可;1%过氧乙酸溶液用于衣服、被单消毒,应浸泡 2 h。

### (七) 氧化剂类

**1. 高锰酸钾** 该药为强氧化剂,有较强的抗菌作用,还原后形成氧化锰,与蛋白质结合成复合物,低浓度有收敛作用,高浓度有腐蚀作用。0.1%～0.5%溶液用于膀胱及创面洗涤,0.01%～0.02%溶液用于某些药物、毒物中毒时洗胃;0.0125%溶液用于阴道冲洗或坐浴;0.01%溶液用于足癣浸泡;0.1%溶液用于水果消毒。

**2. 过氧化氢溶液(双氧水)** 过氧化氢溶液含过氧化氢 3%,杀菌力弱,作用时间短,遇有机物放出氧分子,产生气泡,可机械消除脓块、血块及坏死组织。3%溶液用于清除创伤,1%溶液用于化脓性中耳炎和口腔炎。

### (八) 表面活性剂

这里主要指阳离子表面活性剂,可降低表面张力,使油脂乳化和油污清除,故称清洁剂;而且能改变细菌胞质膜通透性,使菌体成分外渗而杀菌。其抗菌谱广,显效快,刺激性小,性质稳定。不宜与阴离子表面活性剂同时使用。下面主要介绍苯扎溴铵(新洁尔灭)。

该药杀菌及去污作用强,毒性低,无刺激性,应用方便。0.05%～0.1%溶液用于外科手术前洗手,浸泡 5 min;0.1%溶液用于皮肤消毒;0.01%～0.05%溶液用于黏膜消毒;0.1%溶液用于器械消毒(浸泡 30 min,金属器械需加 0.5%亚硝酸钠以防锈),不宜用于膀胱镜、眼科器械和合成胶、皮革的消毒。

### (九) 染料类

染料类药物是酸、碱两性染料,分子中阳离子或阴离子分别与细菌蛋白质羟基或氨基结合,从而抑制细菌生长繁殖。依沙吖啶对革兰阳性菌和某些阴性菌有较强的抑制作用,刺激性小,0.1%～0.3%溶液用于创伤、皮肤黏膜化脓感染的冲洗和湿敷,也常用于引产。

### (十) 重金属化合物

重金属化合物能与细菌蛋白质结合成金属蛋白质沉淀,同时重金属离子能与某些酶的巯基结合,影响细菌的代谢而杀菌。下面主要介绍硝酸银。

硝酸银杀菌力强,腐蚀性强。常用棒剂腐蚀黏膜溃疡、出血点、肉芽组织过度增生及疣,10%水溶液可用于重症坏死性牙炎和牙本质脱敏;0.25%～0.5%水溶液滴眼用于结膜炎、睑缘炎,用后即用生理盐水冲洗,以免损伤周围组织。稀释和配制均用蒸馏水,且应避光保存。

### (十一) 新型消毒剂

常见的新型消毒剂是 84 消毒液(洗消净),它含氯和表面活性剂,具有杀菌、消毒、清洁作用,对细菌、芽孢、病毒都有杀灭作用,目前在医院广泛用于地面、衣物、墙壁、桌面等消毒。器械消毒,浸泡 15 min 即可;1%过氧乙酸溶液用于衣服、被单消毒,应浸泡 2 h。

(姜文敏)

# 实验二　链霉素急性中毒与解救

## 家兔实验法

本实验共 2 个学时。

【目的】　观察链霉素阻断神经肌肉接头的毒性及钙离子的拮抗作用。

【原理】　链霉素为氨基糖苷类药物,在大剂量静脉滴注或腹腔注射时,其与血液中的钙离子络合,体内游离的钙离子浓度下降,抑制了钙离子参与的乙酰胆碱的释放,出现四肢软弱无力、呼吸困难,甚至呼吸停止等毒性反应。

【动物】　家兔 1 只。

【器材与药品】

**1. 药品**　25% 硫酸链霉素溶液、5% 氯化钙溶液。

**2. 器材**　磅秤 1 台、兔固定盒 1 个、10 mL 及 5 mL 注射器各 1 支、针头 2 个、弯盘 1 个、止血钳 1 把、酒精棉球、干棉球。

【方法】

(1) 取家兔 1 只,称重,观察并记录家兔的正常活动、呼吸、翻正反射和肌张力情况。

(2) 肌内注射 25% 硫酸链霉素溶液 2.4 mL/kg,给药 10 min 后,观察家兔有何反应。

(3) 当家兔出现行动困难、低头卧倒、呼吸麻痹时,立即由耳缘静脉注射 5% 氯化钙溶液 1.6 mL/kg,观察症状有何改变,直至四肢立起为止,抢救后可能再次出现麻痹,应再次给钙剂。

【结果记录】

| 动物 | 用药情况 | 呼吸 | 肌张力 | 活动情况 | 翻正反射 |
|------|---------|------|--------|---------|---------|
| 家兔 | 用药前 | | | | |
| | 用硫酸链霉素后 | | | | |
| | 用氯化钙后 | | | | |

【注意事项】

(1) 硫酸链霉素肌内注射后,一般在 30～60 min 出现反应,并逐渐加重。氯化钙溶液应缓慢推注,避免发生高钙惊厥。

(2) 抢救后可能再次出现麻痹,应再次给氯化钙溶液。

【讨论】

(1) 链霉素为什么会引起呼吸抑制?

(2) 为什么氯化钙能抢救链霉素过量引起的中毒?

## 小白鼠实验法

本实验共 2 个学时。

【目的】　观察链霉素阻断神经肌肉接头的毒性及钙离子的拮抗作用。

【原理】 链霉素为氨基糖苷类抗生素,其急性毒性反应为神经肌肉阻滞,出现四肢无力甚至呼吸抑制。本实验以注射过量的链霉素使小白鼠产生急性毒性,观察氯化钙对抗链霉素中毒小白鼠的保护作用。

【动物】 小白鼠 4 只。

【器材与药品】

**1. 药品** 5%硫酸链霉素溶液、1%氯化钙溶液、生理盐水。

**2. 器材** 电子天平 1 台、1000 mL 烧杯 4 个、1 mL 注射器 4 支、弯盘 1 个、止血钳 1 把、酒精棉球、干棉球。

【方法】 取小白鼠 4 只,称重、编号,观察正常活动情况(呼吸、肌肉紧张)。

(1)预防组 1 号鼠注射 1%氯化钙溶液 0.1 mL/10 g;2 号鼠注射生理盐水 0.1 mL/10 g。10 min 后 2 只鼠分别注射 5%硫酸链霉素溶液 0.1 mL/10 g,观察小白鼠有何变化,观察时间为 30 min。

(2)治疗组 3、4 号鼠分别注射 5%硫酸链霉素溶液 0.1 mL/10 g,然后观察两鼠反应,出现肌肉松弛、呼吸困难、不能行走等症状时,3 号鼠注射生理盐水 0.1 mL/10 g,4 号鼠注射 1%氯化钙溶液 0.1 mL/10 g。然后观察小白鼠的反应。

【结果记录】

**链霉素阻断神经肌肉接头的毒性及钙离子的对抗作用**

| 鼠 号 | 体重/g | 药 物 | 注射链霉素后的反应 |
|---|---|---|---|
| 1 | | 生理盐水 | |
| 2 | | 氯化钙 | |
| 3 | | 生理盐水 | |
| 4 | | 氯化钙 | |

【注意事项】 注意观察给药后各鼠的表现。

【讨论】

(1)链霉素为什么会引起呼吸抑制?

(2)为什么氯化钙能抢救链霉素过量引起的中毒?

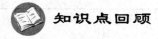

知识点回顾

# 一、基本概念

神经肌肉接头处兴奋的传递过程:当动作电位传到运动神经末梢,接头前膜去极化,电压门控钙离子通道开放,钙离子内流;末梢内钙离子浓度升高触发突触小泡机制,突触小泡与接头前膜融合,将小泡中的乙酰胆碱释放到间隙;乙酰胆碱与终板膜上的 $N_2$ 型胆碱能受体结合并使之激活,终板膜主要对钠离子通透性增高使钠离子内流,使终板膜去极化产生终板电位。终板电位是局部电位,可通过电紧张活动使邻近肌细胞膜去极化,达阈电位而爆发动作电位,表现为肌细胞的兴奋。

一次性给予大剂量的链霉素能与突触前膜上的钙结合部位结合,从而阻断乙酰胆碱的释放,造成神经肌肉接头处传递阻断而出现呼吸衰竭、四肢软弱无力,甚至呼吸停止等毒性反应。而氯化钙就是通过以上原理拮抗硫酸链霉素引起的肌肉麻痹的作用,使中毒的症状得以缓解。另外,硫酸链霉素引起的肌肉麻痹也可以用新斯的明治疗。

# 二、相关药物

## 链 霉 素

### (一)特点

(1) 抗革兰阴性菌的作用不如庆大霉素。
(2) 革兰阴性菌对该药的耐药性增强。
(3) 本品是鼠疫治疗的首选药物。
(4) 与青霉素合用有协同作用。
(5) 不良反应多且严重。

### (二)临床用途

(1) 鼠疫与兔热病,链霉素是首选药。
(2) 布氏杆菌病,链霉素与四环素合用也有满意的效果。
(3) 感染性心内膜炎,对草绿色链球菌引起者,以青霉素合并链霉素为首选。
(4) 结核病,链霉素必须与其他抗结核药联合应用,以延缓耐药性的发生。
(5) 链霉素与青霉素或氨苄西林合用,可用于预防常发的细菌性心内膜炎及呼吸、消化及泌尿系统手术后感染。

### (三)不良反应

**1. 过敏反应** 链霉素与双氢链霉素均可与血清蛋白质结合形成全抗原,但所产生的抗体不同,因此无交叉反应,对链霉素过敏者可用双氢链霉素。然而对二者均有过敏史者,必须注意。过敏反应包括:皮疹(0.3%～11%),可表现为斑丘疹、荨麻疹、红斑、麻疹样皮疹、猩红热样皮疹、天疱疮样皮疹、湿疹样皮疹、紫癜及血管神经性水肿等皮肤表现。严重者可发生过敏性休克,有严重过敏反应者还可并发急性溶血性贫血、血红蛋白尿、休克、急性肾衰竭等。

**2. 毒性反应**
(1) 急性毒性反应:麻木、头晕、耳聋等为多见,多在用药后 10 天内出现,最短者于注射后 20 min 内出现麻木,持续 1～6 h,重者可延续 24 h 尚不消失。亦有发生口周麻木、头晕、运动失调、头痛、乏力、呕吐、颜面潮红,严重者亦有发生大汗、呼吸困难、痉挛,不易与过敏性休克区分者。但急性反应多见累积或渐次加重现象,部分病例仅在开始注射时出现反应,以后即消失。链霉素的急性反应一般认为与其所含杂质有关。
(2) 慢性毒性反应:①第八对颅神经损害:a. 耳前庭系损害,主要表现为眩晕、头痛等,以后出现运动性共济失调等;b. 耳蜗系损害:一般发生较迟,常在用药数月后或停药以后发生,其主要症状是耳鸣和耳聋。②对局部的刺激:肌内注射局部疼痛、肿胀、无菌性脓肿等,鞘内注射可引起发热、苍白、激动、食欲减退、抽搐、休克,严重者可导致死亡等。③对肾脏的损害:链霉素对肾脏的损害较轻,表现为蛋白尿和管型尿,部分出现肾功能暂时减退,停药后可恢复,严重的永久性肾损害并不多见。④对骨髓的抑制:表现为白细胞、血小板减少,再生障碍性贫血(简称再障)及全血细胞少症等。以白细胞减少常见,再障及全血细胞减少症偶见。⑤还有多毛症、结膜炎、关节痛、心肌炎、中毒性脑病等。⑥肠道菌群失调、二重感染、多种维生素缺乏、口角炎、皮炎、腹泻等。

## (四)用法用量(成人)

**1. 抗菌** 肌内注射,一次 0.5 g(以链霉素计,下同),每 12 h 1 次,与其他抗菌药物合用;心内膜炎(细菌性),肌内注射,与青霉素 G 联合,一次 1 g,每 12 h 1 次,连续 1 周,继以 0.5 g,每 12 h 1 次,连续 1 周;60 岁以上的患者应减为 0.5 g,每 12 h 1 次,连续 2 周。

**2. 心内膜炎(肠球菌性)** 肌内注射,与青霉素 G 联合,一次 1 g,每 12 h 1 次;连续 2 周,继以 0.5 g,每 12 h 1 次,连续 4 周。

**3. 鼠疫** 肌内注射 0.5~1.0 g,每 12 h 1 次,疗程为 10 日。

**4. 土拉菌病** 肌内注射,0.5~1.0 g,每 12 h 1 次,连续 7~10 天。

**5. 结核病** 与其他抗结核药合用,肌内注射,每日 1.0 g,分 2 次,或一次 0.75 g,每日 1 次;如临床情况许可,改用间歇给药,即减为每周给药 2~3 次,每次 1 g;老年患者肌内注射,一次 0.5~0.75 g,每日 1 次。

## (五)防治措施

(1)合理使用链霉素,严格掌握适应证。目前链霉素主要用于结核病、鼠疫。

(2)要严格掌握剂量及疗程。治疗结核病成人每日用 0.75 g,不要用 1 g,可减少副作用发生,老年及儿童、肾功能不全者均应慎用,剂量要小,疗程要短。

(3)严密观察各种毒副作用的症状和体征,一旦发现应及时处理。

(4)不宜采用静脉或皮下注射法给药。

(5)发生过敏性休克应立即组织抢救。

(6)孕妇禁用,婴幼儿应尽量避免使用。

## (六)配伍禁忌

(1)与氨苄西林、阿莫西林和链霉素、新霉素、多黏菌素、喹诺酮类等配伍疗效增强;与替米考星、罗红霉素、盐酸多西环素、氟苯尼考配伍疗效降低;与维生素 C、罗红霉素、磺胺类配伍会沉淀、分解失效。

(2)与硫酸新霉素、庆大霉素和氨苄西林、头孢拉定、头孢氨苄、盐酸多西环素、甲氧苄啶等配伍疗效增强;与维生素 C 配伍抗菌作用减弱;与氟苯尼考配伍疗效降低;与同类药物配伍毒性增加。

(3)与罗红霉素、硫氰酸红霉素、替米考星和新霉素、庆大霉素、氟苯尼考等配伍疗效增强;与链霉素、盐酸林可霉素配伍疗效降低;与卡那霉素、磺胺类配伍毒性增加;遇氯化钠、氯化钙会沉淀、析出游离碱。

(4)与金霉素、强力霉素和同类药物、甲氧苄啶配伍疗效增强;遇三价阳离子会形成不溶性络合物。

(5)与氟苯尼考和新霉素、盐酸多西环素、硫酸黏杆菌素等配伍疗效增强;与氨苄西林、头孢拉定、头孢氨苄等配伍疗效降低;与卡那霉素、链霉素、磺胺类、喹诺酮类配伍毒性增加;与维生素 $B_{12}$ 配伍会抑制红细胞生成。

(6) 与诺氟沙星、恩诺沙星、环丙沙星和氨苄西林、头孢拉定、头孢氨苄、链霉素、新霉素、庆大霉素、磺胺类等配伍疗效增强,与四环素、盐酸多西环素、罗红霉素、氟苯尼考等配伍疗效降低;遇金属阳离子会形成不溶性络合物。

(7) 与磺胺类和甲氧苄啶、新霉素、庆大霉素、卡那霉素配伍疗效增强;与氨苄西林、头孢氨苄、头孢拉定配伍疗效降低;与罗红霉素、氟苯尼考配伍毒性增加。

## (七) 注意事项

对患者应注意监测以下检查项目。

**1. 听电图**　对老年患者需在用药前、用药过程中定期及长期用药后进行听电图检测高频听力损害。

**2. 温度刺激试验**　在用药前、用药过程中定期及长期用药后用以检测前庭毒性。

**3. 肾功能测定**　在用药前、用药过程中定期测定肾功能,以防止严重肾毒性反应。

(1) 应监测血药浓度、血药峰浓度超过 $50\ \mu g/mL$ 时引起毒性反应的可能性增加,对肾功能不全的患者应经常监测血药峰浓度,以不超过 $20 \sim 25\ \mu g/mL$ 为宜。

(2) 不能测定血药浓度时,应根据肌酐清除率调整剂量。

(3) 给予首次饱和剂量后,有肾功能不全、前庭或听力减退的患者应减量或停用。由于链霉素在体内不被代谢,主要由尿液排出,肾功能不全的患者体内可能积聚而达到中毒浓度。应给予患者充足的水分,以减少肾小管损害的程度。

(4) 当用药数日或数周后(结核病)患者感觉病情有所好转时,仍需继续完成规定的疗程。

(5) 这一点极为重要,尤其是结核病治疗过程中。治疗结核病必须持续用药 $1 \sim 2$ 年,有时甚至需用数年或长期持续应用。但在已出现或即将出现中毒症状时或细菌已产生耐药性时,应立即停用链霉素。

(6) 肌内注射应经常更换注射部位,药液浓度一般为 $200 \sim 250\ mg/mL$,不宜超过 $500\ mg/mL$。

(7) 长期用药可能导致不敏感细菌过度生长。

# 氯　化　钙

## (一) 临床用途

氯化钙为钙补充剂,钙离子可以维持神经、肌肉的正常兴奋性,促进神经末梢分泌乙酰胆碱。血清钙降低时可出现神经、肌肉兴奋性升高,发生抽搐;血钙过高则兴奋性降低,出现软弱无力等。钙离子能改善细胞膜的通透性,增加毛细血管的致密性,使渗出减少,起抗过敏作用。钙离子能促进骨骼与牙齿的钙化形成,高浓度钙与镁离子间存在竞争性拮抗作用,可用于镁中毒的解救;钙离子可与氟化物生成不溶性氟化钙,用于氟中毒的解救。

(1) 治疗钙缺乏,急性血钙过低、碱中毒及甲状旁腺功能低下所致的手足搐搦症,维生素 D 缺乏症等。

(2) 过敏性疾病。

(3) 镁中毒时的解救。

（4）氟中毒的解救。

（5）心脏复苏时应用，如高钾血症、低钙血症，或钙通道阻滞引起的心功能异常的解救。

## （二）不良反应

静脉注射可有全身发热，注射过快可产生恶心、呕吐、心律失常甚至心跳停止。高钙血症早期可表现为便秘、倦睡、持续头痛、食欲不振、口中有金属味、异常口干等，晚期征象表现为精神错乱、高血压、眼和皮肤对光敏感及恶心、呕吐、心律失常等。

## （三）用法用量

（1）低钙或电解质补充：一次 0.5～1.0 g，稀释后缓慢静脉注射（每分钟不超过 0.5 mL），根据患者情况、血钙浓度，1～3 天重复给药。

（2）甲状旁腺功能亢进症术后的"骨饥饿综合征"患者的低钙，可用本品稀释于生理盐水或右旋糖酐内，每分钟滴注 0.5～1 mg。

（3）作强心剂时，用量 0.5～1 g，稀释后静脉滴注，每分钟不超过 1 mL；心室内注射，0.2～0.8 g，单剂使用。

（4）治疗高钾血症时，根据心电图决定剂量。

（5）治疗高镁血症，首次 0.5 g，缓慢静脉注射（每分钟不超过 5 mL）。根据患者的反应决定是否重复使用。

（6）小儿用量：低钙时治疗量为 25 mg/kg，缓慢静脉滴注。

## （四）注意事项

（1）氯化钙有强烈的刺激性，不宜皮下或肌内注射；静脉注射时如漏出血管外，可引起组织坏死；一般情况下，本品不用于小儿。

（2）对诊断的干扰：可使血清淀粉酶增高，血清羟基皮质甾醇浓度短暂升高。长期或大量应用本品，血清磷酸盐浓度降低。

（3）应用强心苷期间禁止静脉注射本品。

（4）不宜用于肾功能不全低钙患者及呼吸性酸中毒患者。

（刘玲丽）

# 第十三章　其他类药物实验

## 实验一　呋塞米的利尿作用

本实验共 2 个学时。

【目的】

(1) 观察呋塞米的利尿作用,并联系其临床应用。

(2) 初步学会家兔背部固定法和插导管的方法。

(3) 初步学会兔耳缘静脉注射法。

【原理】　尿液的生成包括肾小球的滤过、肾小管分泌和重吸收三个过程,而影响肾小管重吸收的过程,可引起明显的尿量改变。呋塞米通过作用于髓袢升支粗段,竞争性抑制 $Na^+$-$K^+$-$2Cl^-$ 同向转运子的作用,影响肾脏的稀释和浓缩功能而产生强大的利尿作用。

【动物】　雄性家兔,2.0~2.5 kg。

【器材与药品】

1. **药品**　1‰呋塞米注射液、液状石蜡、1‰丁卡因溶液。

2. **器材**　磅秤 1 台、兔解剖台 1 个、绑线 4 根、50 mL 烧杯 2 个、2 mL 注射器 1 支、8 号导尿管 1 根、胶布。

【方法】　取家兔 1 只,称重。将家兔背位(仰卧)固定于兔解剖台上。将用液状石蜡润滑过的导尿管从尿道外口插入,当导尿管进入膀胱即有尿液滴出,再插入 1~2 cm,共计插入 8~10 cm,然后用胶布固定于兔体上,适度按压家兔下腹部,使其膀胱内积尿排尽。观察并记录正常每分钟尿液滴数及半小时尿量。耳缘静脉缓慢注射 1‰呋塞米注射液 0.5 mL/kg,观察尿液变化,待尿液开始增多时,记录每分钟尿液滴数及半小时尿量,与给药前进行比较。

【结果记录】

|  | 体重/g | 每分钟滴数/滴 | 半小时尿量/mL |
|---|---|---|---|
| 用药前 |  |  |  |
| 用 1‰呋塞米后 |  |  |  |

【注意事项】

(1) 实验前家兔充分喂食含水较多的蔬菜,或灌水 30 mL。

(2) 插导尿管时动作宜轻缓,以免损伤尿道,若尿道口因受刺激而红肿,局部涂搽 1‰丁卡因溶液(也可在插导尿管前先用 1‰丁卡因注射液涂搽尿道口)。

(3) 家兔和导尿管须固定稳,以免实验过程中家兔挣扎而使尿道管脱出,影响实验结果。

【讨论】

（1）根据实验结果讨论呋塞米的利尿特点、临床用途及主要不良反应。

（2）利尿药分为强效、中效和弱效 3 类，在临床应用中有何异同？

（3）呋塞米和氢氯噻嗪的不良反应有何异同？

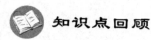

知识点回顾

# 一、利尿药的分类

常用的利尿药按其利尿作用部位可分为以下五类。

**1. 碳酸酐酶抑制药** 低效能利尿药，主要作用于近曲小管，抑制碳酸酐酶活性，利尿作用弱，本类代表药为乙酰唑胺。

**2. 渗透性利尿药** 也称为脱水利尿药，主要作用于髓袢及肾小管其他部位，代表药物为甘露醇。

**3. 袢利尿药** 又称为高效能利尿药，或 $Na^+$-$K^+$-2$Cl^-$ 同向转运子抑制药。主要作用于髓袢升支粗段，利尿作用强，代表药物为呋塞米。

**4. 噻嗪类及类噻嗪类利尿药** 中效能利尿药，或 $Na^+$-$Cl^-$ 同向转运子抑制药。主要作用于远曲小管近端，如噻嗪类等。

**5. 保钾利尿药** 低效能利尿药，主要作用于远曲小管远端和集合管，利尿作用弱，能减少钾排出，如螺内酯、依普利酮、氨苯蝶啶等。

# 二、常用药物（下面的排序考虑到效能高低及使用频率）

## 袢利尿药（高效能利尿药）

本类药主要包括呋塞米、依他尼酸、布美他尼。

### （一）药理作用

（1）作用迅速、强大、短暂。作用的机制是抑制髓袢升支粗段的 $Na^+$-$K^+$-2$Cl^-$ 同向转运子，抑制 NaCl 的重吸收，此段髓质不能维持高渗，从而抑制集合管水的重吸收，也可以使 $Ca^{2+}$、$Mg^{2+}$、$K^+$ 的排泄增加。

（2）袢利尿药对血管床有直接扩张作用，增加全身静脉容量，减低左心室充盈压；增加肾血流量，改变肾皮质内血流分布。

### （二）临床用途

（1）急性肺水肿和脑水肿。

（2）心、肝、肾等各器官水肿，用于其他利尿药无效的严重水肿患者。

（3）急、慢性肾衰竭。

（4）高钙血症。

（5）加速某些毒物的排泄等。

## （三）不良反应

（1）水与电解质紊乱，表现为低血容量、低钾血症、低钾性碱血症，长期应用还可引起低镁血症。

（2）耳毒性，同时使用其他耳毒性药物（如氨基糖苷类抗生素）时较易发生耳毒性。

（3）高尿酸血症。

（4）其他。

## 噻嗪类利尿药（中效能利尿药）

噻嗪类利尿药是临床广泛应用的一类口服利尿药和降压药，常用的药物有氢氯噻嗪、氯噻嗪等。

### （一）药理作用及临床用途

**1. 利尿作用**　利尿作用温和、持久。其作用机制是抑制髓袢升支粗段皮质部和远曲小管近端 $Na^+$-$Cl^-$ 同向转运子，抑制 NaCl 的重吸收。长期服用可引起低钾血症。主要用于各种原因引起的水肿，以及高尿钙伴有肾结石者。

**2. 抗利尿作用**　能明显减少尿崩症患者的尿量及口渴症状，其作用机制不明。可用于肾源性尿崩症。

**3. 降压作用**　用药早期通过利尿、血容量减少而降压。长期用药则通过扩张外周血管而降压。

### （二）不良反应

（1）电解质紊乱，如低钾血症、低钠血症、低镁血症及低氯性碱血症等。

（2）高尿酸血症。

（3）代谢变化，可导致高血糖、高脂血症。

（4）过敏反应等。

## 保钾利尿药（低效能利尿药）

此类药物分为两类，一类为醛固酮（盐皮质激素）受体拮抗药（如螺内酯），另一类为肾上腺皮质细胞 $Na^+$ 通道抑制药（如氨苯蝶啶、阿米洛利），它们均主要作用于远曲小管远端和集合管。

**1. 螺内酯（又称安体舒通）**　螺内酯是醛固酮的竞争性拮抗剂。用药后产生排 $Na^+$、保 $K^+$ 的作用。其起效缓慢而持久，利尿作用与体内醛固酮的浓度有关。用于治疗与醛固酮升高有关的顽固性水肿和充血性心力衰竭。本药不良反应轻，但久用可引起高钾血症。此外，还有性激素样副作用等。

**2. 依普利酮**　依普利酮是选择性醛固酮受体拮抗剂。其抗醛固酮受体的活性约为螺内酯的两倍。对醛固酮受体具有高度的选择性，而对糖皮质激素、黄体酮和雄激素受体的亲和性较低,从而克服螺内酯的促孕和抗雄激素等副作用。

**3. 氨苯喋啶和阿米洛利** 两药虽化学结构不同,但却有相同的药理作用,它们也被称为肾上腺皮质细胞 $Na^+$ 通道抑制药。

它们并非竞争性拮抗醛固酮,作用于远曲小管末端和集合管,通过阻滞管腔 $Na^+$ 通道,而减少 $Na^+$ 的重吸收,同时由于管腔的负电位降低,抑制了 $K^+$ 分泌,产生排 $Na^+$、利尿、保 $K^+$ 的作用。它们在临床上常与排钾利尿药合用治疗顽固性水肿。

## 碳酸酐酶抑制药(低效能利尿药)——乙酰唑胺

乙酰唑胺是现代利尿药发展的先驱,是磺胺的衍生物。

### (一)药理作用与作用机制

通过抑制碳酸酐酶的活性,而抑制 $HCO_3^-$ 的重吸收,管腔内 $Na^+$ 可与 $HCO_3^-$ 结合排除,近曲小管 $Na^+$ 和水的重吸收减少。但集合管 $Na^+$ 重吸收会大大增加,使 $K^+$ 的分泌相应增多($Na^+$-$K^+$ 交换增多)。因而乙酰唑胺主要造成尿中 $HCO_3^-$、$K^+$ 和水的排除增多。

乙酰唑胺还抑制肾脏以外部位碳酸酐酶依赖的 $HCO_3^-$ 的转运,如眼腺体、脑脉络丛,并改变液体的生成量和 pH 值。

### (二)临床用途

本药利尿作用较弱,但有几种其他特殊用途。

(1)治疗青光眼,减少房水的生成,降低眼压。

(2)急性高山病。

(3)碱化尿液,促进尿酸、半胱氨酸和弱酸性物质(如阿司匹林)的排泄。

(4)其他,如纠正代谢性碱中毒、癫痫的辅助治疗、伴有低钾血症的周期性麻痹等。

### (三)不良反应

严重不良反应少见。作为磺胺的衍生物,服用本药可能会产生过敏反应,长期用药可导致高氯性酸中毒、肾结石、低钾血症。较大剂量常引起嗜睡和感觉异常等。

## 渗透性利尿药(脱水药)

渗透性利尿药,又称为脱水药,包括甘露醇、山梨醇、高渗葡萄糖、尿素等。渗透性利尿药静脉注射给药后,提高血浆渗透压,产生组织脱水作用。当这些药通过肾脏时,增加水和部分离子的排出,产生渗透性利尿作用。该类药物具备如下特点:①静脉注射后不易通过毛细血管进入组织;②易经肾小球滤过;③不易被肾小管再吸收。甘露醇和山梨醇用于治疗脑水肿(降低颅内压)和青光眼(降低眼内压)。

(王仕翠)

# 实验二　药物的配伍变化

本实验共 2 个学时。

【目的】　观察注射剂的配伍变化,熟悉配伍禁忌的临床意义。

【原理】　乳糖酸红霉素为粉针剂,使用前要先用溶剂溶解,但溶剂不能选择生理盐水。因生理盐水可将乳糖酸红霉素转变成盐酸红霉素,而盐酸红霉素溶解度小(0.3 g 要用 30 mL 水才能溶解,而瓶中最多装水 10 mL,因溶解不了而析出)。故可选用注射用水或 5% 葡萄糖注射液溶解,而配成溶液后则可加入到生理盐水或 5%~10% 葡萄糖注射液中静脉滴注。但应注意葡萄糖注射液 pH 值为 3.5~5.5,偏酸性,乳糖酸红霉素会遭破坏。据测定,葡萄糖注射液 pH 值越低,或注射时室温越高,或两者混合时间越长,红霉素的效价降低越多。故最好的方法是将每瓶 0.3 g 乳糖酸红霉素用 5 mL 注射用水溶解,然后加入到 300 mL 生理盐水中进行静脉滴注。

【器材与药品】

**1. 药品**　乳糖酸红霉素粉针剂、生理盐水、注射用水、5% 葡萄糖溶液。

**2. 器材**　10 mL 注射器。

【方法】　取乳糖酸红霉素粉针剂 3 瓶,按下表药物配伍进行混合并反复摇匀,观察各组配伍后的变化(是否溶解)。

【结果记录】　将实验结果记录于表内,并进行分析。

| 组　　别 | 药　物　配　伍 | 配伍后的变化 |
| --- | --- | --- |
| 甲 | 乳糖酸红霉素粉针剂 1 瓶、生理盐水 5 mL | |
| 乙 | 乳糖酸红霉素粉针剂 1 瓶、注射用水 5 mL | |
| 丙 | 乳糖酸红霉素粉针剂 1 瓶、5% 葡萄糖溶液 | |

【注意事项】

(1) 各组加入药液的量均为 5 mL。

(2) 混合后反复摇匀,放在桌面静置观察。

【讨论】

(1) 什么是配伍禁忌?

(2) 在药物配伍时应注意什么?

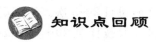

知识点回顾

## 红霉素粉针剂

### (一) 特点

本品属大环内酯类抗生素,为水溶性的红霉素乳糖醛酸酯,对葡萄球菌属、各组链球菌和革兰阳性杆菌均具抗菌活性。奈瑟菌属、流感嗜血杆菌、百日咳鲍特氏菌等也可对本品呈现敏感性。本品对除脆弱拟杆菌和梭杆菌属以外的各种厌氧菌亦具抗菌活性；对军团菌属、胎儿弯曲菌、某些螺旋体、肺炎支原体、立克次体属和衣原体属也有抑制作用。本品系抑菌剂，但在高浓度时对某些细菌也具杀菌作用。本品可透过细菌细胞膜，在接近供位（"P"位）处与细菌核糖体的50S亚基进行可逆性结合，阻断了转移核糖核酸（t-RNA）结合至"P"位上，同时也阻断了多肽链自受位（"A"位）至"P"位的位移，因而细菌蛋白质合成受抑制。红霉素仅对分裂活跃的细菌有效。

### （二）临床用途

（1）本品作为青霉素过敏患者治疗下列感染的替代用药：溶血性链球菌、肺炎链球菌等所致的急性扁桃体炎、急性咽炎、鼻窦炎；溶血性链球菌所致的猩红热、蜂窝织炎；白喉及白喉带菌；气性坏疽、炭疽、破伤风、放线菌病、梅毒、李斯特菌病等。

（2）军团菌病。

（3）肺炎支原体肺炎。

（4）肺炎衣原体肺炎。

（5）其他衣原体属、支原体属所致泌尿生殖系统感染。

（6）沙眼衣原体结膜炎。

（7）淋球菌感染。

（8）厌氧菌所致口腔感染。

（9）空肠弯曲菌肠炎。

（10）百日咳。

### （三）不良反应

（1）胃肠道反应多见，有腹泻、恶心、呕吐、中上腹痛、口舌疼痛、食欲减退等，其发生率与剂量大小有关。

（2）肝毒性少见，患者可有乏力、恶心、呕吐、腹痛、发热及肝功能异常，偶见黄疸等。

（3）大剂量（每日剂量≥4 g）应用时，尤其肝、肾疾病患者或老年患者，可能引起听力减退，主要与血药浓度过高（＞12 mg/L）有关，停药后大多可恢复。

（4）过敏反应表现为药物热、皮疹、嗜酸性粒细胞增多等，发生率为0.5%～1%。

（5）其他：偶有心律失常、口腔或阴道念珠菌感染。

### （四）用法用量

静脉滴注：成人一次0.5～1.0 g，每日2～3次。治疗军团菌病剂量可增加至一日3～4 g，分4次。成人一日不超过4 g；小儿每日按体重20～30 mg/kg，分2～3次。乳糖酸红霉素注射液的配制，先加灭菌注射用水10 mL至0.5 g乳糖酸红霉素粉针剂中或加20 mL至1 g乳糖酸红霉素粉针剂中，用力振摇至溶解；然后加入生理盐水或其他电解质溶液中稀释，缓慢静脉滴注。注意红霉素浓度在5%以内。溶解后也可加入含葡萄糖的溶液稀释，但因葡萄糖溶液偏酸性，必须于每100 mL溶液中加入4%碳酸氢钠1 mL。

### （五）药物相互作用

（1）本品可抑制卡马西平和丙戊酸等抗癫痫药的代谢，导致后者血药浓度增高而发生毒性反应。本品与阿芬太尼合用可抑制后者的代谢,延长其作用时间。本品与阿司咪唑或特非那定等抗组胺药合用可增加心脏毒性,与环孢菌素合用可使后者血药浓度增加而产生肾毒性。

(2) 本品与氯霉素和林可酰胺类有拮抗作用,不推荐合用。

(3) 本品为抑菌剂,可干扰青霉素的杀菌效能,故当需要快速杀菌作用如治疗脑膜炎时,两者不宜合用。

(4) 长期服用华法林的患者应用红霉素时可导致凝血酶原时间延长,从而增加出血的危险性,老年患者尤应注意。两者必须合用时,华法林的剂量宜适当调整,并严密观察凝血酶原时间。

(5) 除二羟丙茶碱外,本品与黄嘌呤类合用可使氨茶碱的肝清除减少,导致血清氨茶碱浓度升高和(或)毒性反应增加。这一现象在合用 6 日后较易发生,氨茶碱清除的减少幅度与本品血清峰值成正比。因此在两者合用疗程中和疗程后,黄嘌呤类的剂量应予调整。

(6) 与其他肝毒性药物合用可能增强肝毒性。

(7) 大剂量本品与耳毒性药物合用,尤其对肾功能减退患者可能增加耳毒性。

(8) 与洛伐他汀合用时可抑制其代谢而使血药浓度上升,可能引起横纹肌溶解,与咪达唑仑或三唑仑合用时可减少两者的清除而增强其作用。

### (六) 禁忌证

对红霉素类药物过敏者禁用。

### (七) 注意事项

(1) 溶血性链球菌感染用本品治疗时,至少需持续 10 日,以防止急性风湿热的发生。

(2) 肾功能减退患者一般无须减少用量。

(3) 用药期间定期随访肝功能。肝病患者和严重肾功能损害者红霉素的剂量应适当减少。

(4) 患者对一种红霉素制剂过敏或不能耐受时,对其他红霉素制剂也可过敏或不能耐受。

(5) 对诊断的干扰:红霉素可干扰 Higerty 法的荧光测定,使尿儿茶酚胺的测定值出现假性增高。血清碱性磷酸酶、胆红素、丙氨酸氨基转移酶和门冬氨酸氨基转移酶的测定值均可能增高。

(6) 因不同细菌对红霉素的敏感性存在一定差异,故应做药敏测定。

(李茂凯)

# 实验三　药物不同理化性质对药物作用的影响

本实验共 2 个学时。

【目的】　熟悉药物不同理化性质对药物作用的影响。

【原理】　药物被机体摄取的过程称为吸收,即药物从用药部位进入循环系统的过程。药物的吸收分为消化道吸收、口腔吸收、直肠吸收、皮肤吸收、注射吸收等。大多药物需呈溶解状态才被吸收。钡离子是一种肌肉毒剂,过多的钡离子被吸收入血后,可对骨骼肌、平滑肌等各种肌肉组织产生过度的刺激和兴奋作用(肌肉中分布最多)。严重中毒出现低钾血症,可导致动物机体四肢瘫软、心肌受累、呼吸麻痹而死亡。

钡盐分为可溶性钡盐和不溶性钡盐。不同的钡化合物的毒性大小与溶解度有关,溶解度越高,毒性越大。可溶性钡盐如氯化钡等,给药后可迅速被吸收,有剧毒,可引起实验动物中毒死亡。不溶性钡盐如硫酸钡等不溶于水,给药后不吸收,故无毒,对实验动物正常活动无影响。

【动物】 小白鼠,20～25 g。

【器材与药品】

**1. 药品** 5%硫酸钡溶液、5%氯化钡溶液。

**2. 器材** 电子秤、小白鼠笼、1 mL 注射器。

【方法】

(1) 取小白鼠 2 只,标记、称重,观察其活动。

(2) 甲鼠腹腔注射 5%硫酸钡溶液 0.1 mL/10 g,乙鼠腹腔注射 5%氯化钡溶液 0.1 mL/10 g。

(3) 观察两只小白鼠有何反应。

【结果记录】

| 鼠号 | 体重/g | 药物用量/ mL | 用 药 后 | | | | |
|------|--------|--------------|----------|----------|----------|----------|----------|
| | | | 大小便 | 活动状况 | 呼吸/(次/分) | 惊厥 | 死亡 |
| 甲 | | 5%硫酸钡溶液 | | | | | |
| 乙 | | 5%氯化钡溶液 | | | | | |

【注意事项】

(1) 硫酸钡为难溶性盐,用时应摇匀。

(2) 各项实验用的注射剂及针头应注意区分,每次注射之前应洗净注射器,以免影响实验结果。

【讨论】 药物作用与药物溶解度的关系。

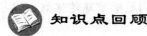 知 识 点 回 顾

# 一、基本概念

## (一)药物的理化性质的定义

药物的理化性质是指物理和化学性质。物理性质是指药物溶解度、熔点、挥发性、吸湿和分化等;化学性质是指氧化、还原、分解化学反应特征。

## (二)药物性质对机体吸收的影响

药物的脂溶性或水溶性,会影响药物吸收、分布、代谢、排泄;药物的化学稳定性,影响药物质量及体内过程。它们都跟药物作用息息相关。

## 二、相关药物

## 硫 酸 钡

### （一）特点

本品为 X 线双重造影剂,系高密度胃肠造影剂,可制成不同比例混悬液单独使用,但通常与低密度气体一起使用,以达到双重造影的目的。

### （二）临床用途

适用于上、下消化道造影。

### （三）不良反应

口服钡剂可引起恶心、便秘、腹泻等症状;使用不当可发生肠穿孔,继而发生腹膜炎、粘连、肉芽肿,严重者可致死。

### （四）用法用量

口服或灌肠;常用阿拉伯胶浆及糖浆制成混悬剂应用。

### （五）注意事项

硫酸钡必须严格按照药典规定检查,不得含有可溶性钡盐。孕妇禁用,老年患者慎用本品行钡灌肠。

（姜文敏）

# 实验四　有机磷酸酯类中毒及其解救

本实验共 4 个学时。

【目的】
（1）观察动物有机磷酸酯类中毒时的症状,以及中毒时血液胆碱酯酶活力的抑制情况。

（2）观察阿托品、碘解磷定的解毒效果及对胆碱酯酶活力的影响,分析两药的解毒原理。

【原理】　有机磷酸酯类为持久性抗胆碱酯酶药,进入体内后能抑制胆碱酯酶的活性,造成乙酰胆碱在体内大量堆积而产生一系列中毒症状(包括 M 样、N 样及中枢神经系统症状)。阿托品为 M 受体阻断药,能迅速解除 M 样症状及部分中枢神经系统症状。碘解磷定为胆碱酯酶复活药,可恢复胆碱酯酶水解乙酰胆碱的活性,并可直接与游离的有机磷酸酯类结合成无毒的物质,从尿排出,从而解除有机磷酸酯类中毒症状。

【动物】　家兔(2 kg 左右)。

【器材与药品】

**1. 药品** 5％敌百虫、0.5％硫酸阿托品溶液、2.5％碘解磷定注射液、75％酒精、草酸钾。

**2. 器材** 兔固定器、托盘天平、5 mL注射器、5号针头、量瞳尺、棉球。

【方法】

（1）取家兔2只，以甲、乙编号，称其体重，观察活动情况和呼吸（频率、幅度、是否有呼吸困难等）、瞳孔大小、唾液分泌、大小便、肌张力、有无震颤等，分别加以记录。

（2）将2只家兔分别固定于箱内，以75％酒精棉球涂擦耳廓，使血管扩张。当充血明显时，用刀片切割耳静脉（切口不要过大、过深），让血液自然流出，滴入预先置有少量草酸钾结晶的试管中，立即摇匀，供测定血液胆碱酯酶活力之用，如取血后切口流血不止，可用干棉球按住，再夹上木夹止血。

（3）将2只家兔同样给予有机磷酸酯类。腹腔注射5％敌百虫2 mL/kg，密切注意给药后家兔各项生理指标的变化，加以记录。中毒症状明显后，再按上述方法取血，以待进行胆碱酯酶活力测定。

（4）立即给甲兔由耳缘静脉注射0.5％硫酸阿托品溶液1.0 mL/kg，给乙兔由耳缘静脉注射2.5％碘解磷定2.0 mL/kg，然后每隔5 min，再检查各项生理指标1次，观察2只家兔的情况有无好转，特别注意甲兔和乙兔的区别。至中毒症状明显消减以后，再由2只家兔的静脉取血，测定血液胆碱酯酶活力。

【结果记录】

| 兔号 | 体重/kg | 时间 | 活动 | 瞳孔直径/mm | 唾液分泌 | 大小便 | 肌张力 | 肌震颤 |
|---|---|---|---|---|---|---|---|---|
| 甲 | | 用药前 | | | | | | |
| | | 用敌百虫后 | | | | | | |
| | | 用阿托品后 | | | | | | |
| 乙 | | 用药前 | | | | | | |
| | | 用敌百虫后 | | | | | | |
| | | 用碘解磷定后 | | | | | | |

【注意事项】

（1）所使用的敌百虫是有机磷酸酯类农药，能透过皮肤吸收。在实验过程中，应充分注意自我保护，戴好防护手套，防止接触中毒。

（2）敌百虫注射时，一定要固定好家兔。如敌百虫溅到皮肤上，用清水洗，忌用肥皂清洗，因其在碱性环境中可转变为毒性更大的敌敌畏。

（3）如所给敌百虫不能引起动物显著的毒性反应，可适当追加1/3剂量。

（4）当中毒症状明显后，及时注射阿托品或碘解磷定，以防止老化。可提前准备好解救药。

（5）阿托品要快速注入，但碘解磷定注射要慢。

【讨论】

（1）根据所学的理论知识，分析实验中观察到有机磷酸酯类中毒的症状。

（2）阿托品和碘解磷定为什么能解救有机磷酸酯类中毒？

（3）能否以血压的改变来判断中毒的程度，为什么？

知识点回顾

# 一、有机磷酸酯类中毒机制

有机磷酸酯类进入体内,在体内与乙酰胆碱酯酶(AchE)结合,生成难以水解的磷酰化胆碱酯酶,使 AchE 失去活性,导致乙酰胆碱不能被水解而在体内大量堆积,激动胆碱受体,引起胆碱能神经系统功能亢进的中毒症状。

# 二、有机磷酸酯类中毒表现

## (一)急性中毒

轻度中毒以 M 样症状为主,中度中毒同时出现 M 样和 N 样症状,严重中毒症状除 M 样和 N 样症状外,还有显著的中枢神经系统症状。

**1. 毒蕈碱样(M 样)症状**　表现为恶心、呕吐、腹痛、腹泻、大小便失禁、瞳孔缩小、视物模糊、心动过缓、血压下降、出汗、流涕、呼吸道分泌物增加、肺部湿啰音、呼吸困难、发绀等。

**2. 烟碱样(N 样)症状**　表现为肌无力、不自主肌束抽搐、震颤,并可导致麻痹,如严重时可引起呼吸肌麻痹。

**3. 中枢神经系统症状**　进入血脑屏障,先兴奋(兴奋、不安、惊厥)、后抑制(意识模糊、共济失调、反射消失、昏迷、中枢性呼吸麻痹)状态。

## (二)慢性中毒

多发生在长期接触有机磷酸酯类的人群中,其突出的表现为血液 AchE 活性持续下降,但临床症状不明显。主要症状有头痛、头晕、视物模糊、思想不集中、记忆力减退、多汗、失眠、乏力等,类似神经衰弱综合征。

## (三)迟发性神经损害

部分严重中毒患者,在急性中毒症状消失后,又出现进行性上肢或下肢麻痹。这是神经轴突脱髓鞘变性而致,与抗胆碱酯酶作用无关。

# 三、常用的解毒药

## 阿　托　品

### (一)药理作用

阿托品为阻断 M 胆碱受体的抗胆碱药,能解除平滑肌的痉挛(包括解除血管痉挛及改善微血管循环);抑制腺体分泌;解除迷走神经对心脏的抑制,使心跳加快;散大瞳孔,使眼压升高;兴奋呼吸中枢。

## （二）临床用途

（1）用于胃肠道功能紊乱，有解痉作用，对胆绞痛、肾绞痛效果不稳定。

（2）用于急性微循环障碍，治疗严重心动过缓、晕厥合并颈动脉窦反射亢进以及Ⅰ度房室传导阻滞。

（3）作为解毒剂，可用于锑剂中毒引起的阿-斯综合征、有机磷酸酯类中毒以及急性毒蕈中毒。

（4）麻醉前用以抑制腺体分泌，特别是呼吸道黏液分泌。

（5）可减轻帕金森病患者强直及震颤症状，并能控制其流涎及出汗过多。

（6）眼科用于散瞳，并对虹膜睫状体炎有抗炎及止痛之效。

## （三）不良反应

（1）常见的有：便秘、出汗减少、鼻腔及咽喉干燥、视物模糊、皮肤潮红、排尿困难（尤其是老年患者），口干（特别是男性）。

（2）少见的有：眼压升高、过敏性皮疹或疱疹。

（3）用药逾量表现为：动作笨拙不稳、神志不清、抽搐、幻觉、谵妄（多见于老年患者）、呼吸短促与困难、言语不清、心跳异常加快、易激动、神经质、坐立不安（多见于儿童）、口干、眩晕、颜面或皮肤潮红、心动过速、谵妄或谵语，极大剂量可致惊厥、兴奋、视物模糊，静脉注射可有心脏停搏，皮下注射可有药疹。心律失常，在成人以房室脱节为常见，而在儿童则为房性心律失常。有些患者发生心动过速甚至心室颤动，这种并发症可能由于用量超过 1 mg，但有时用量为 0.5 mg 也可引起上述并发症。此药可使呼吸速度及深度增加，可能是对支气管扩张后死腔增大的一种反应。

## （四）用法用量

（1）抢救感染中毒性休克：成人每次 1～2 mg，小儿 0.03～0.05 mg/kg，静脉注射，每15～30 min 1 次，2～3 次后如情况不见好转可逐渐增加用量，至情况好转后即减量或停药。

（2）治疗锑剂引起的阿-斯综合征：发现严重心律失常时，立即静脉注射 1～2 mg（用5%～25%葡萄糖液 10～20 mL 稀释），同时肌内注射或皮下注射 1 mg，15～30 min 后再静脉注射 1 mg。如患者无发作，可根据心律及心率情况改为每 3～4 h 皮下注射或肌内注射 1 mg，48 h 后如不再发作，可逐渐减量，最后停药。

（3）治疗有机磷酸酯类中毒：①与解磷定合用时：对中度中毒，每次皮下注射 0.5～1 mg，隔 30～60 min 1 次；对严重中毒，每次静脉注射 1～2 mg，隔 15～30 min 1 次，至病情稳定后，逐渐减量并改用皮下注射。②单用时：对轻度中毒，每次皮下注射 0.5～1 mg，隔 30～120 min 1 次；对中度中毒，每次皮下注射 1～2 mg，隔 15～30 min 1 次；对重度中毒，即刻静脉注射 2～5 mg，以后每次 1～2 mg，隔 15～30 min 1 次，根据病情逐渐减量和延长间隔时间。

（4）缓解内脏绞痛：包括胃肠痉挛引起的疼痛、肾绞痛、胆绞痛、胃及十二指肠溃疡，每次皮下注射 0.5 mg。

（5）用于麻醉前给药：皮下注射 0.5 mg，可减少麻醉过程中支气管黏液分泌，预防术后引起肺炎，并可消除吗啡对呼吸的抑制。

（6）用于眼科：可使瞳孔放大，调节功能麻痹，用于角膜炎、虹膜睫状体炎。用1%～3%眼药水滴眼或眼膏涂眼。滴眼时按住内眦部，以免流入鼻腔吸收中毒。

## （五）注意事项

（1）对其他颠茄生物碱不耐受者，对本品也不耐受。

（2）孕妇静脉注射本品可使胎儿心动过速。

（3）本品可分泌入乳汁，并有抑制泌乳作用。

（4）婴幼儿对本品的毒性反应极为敏感，特别是痉挛性麻痹与脑损伤的小儿，反应更强。环境温度较高时，因闭汗有体温急骤升高的危险，应用时要严密观察。

（5）老年人容易发生抗 M 样副作用，如排尿困难、便秘、口干（特别是男性），也易诱发未经诊断的青光眼，一经发现，应即停药。本品对老年人尤易致汗液分泌减少，影响散热，故夏天慎用。

（6）下列情况应慎用：①脑损害，尤其是儿童；②心脏病，特别是心律失常、充血性心力衰竭、冠心病、二尖瓣狭窄等；③反流性食管炎、食管与胃的运动减弱、下食管括约肌松弛，可使胃排空延迟，从而促成胃潴留，并增加胃食管反流；④青光眼患者禁用，20 岁以上患者存在潜隐性青光眼时，有诱发的危险；⑤溃疡性结肠炎，用量大时肠能动度降低，可导致麻痹性肠梗阻，并可诱发加重中毒性巨结肠；⑥前列腺增生引起的尿路感染（膀胱张力减低）及尿路阻塞性疾病，可导致完全性尿潴留。青光眼及前列腺增生者禁用。

## 氯解磷定（胆碱酯酶复合药）

### （一）药理作用

氯解磷定为胆碱酯酶复活药。有机磷酸酯类等进入机体后与胆碱酯酶结合，形成磷酰化胆碱酯酶，使其丧失水解乙酰胆碱的作用，因而导致乙酰胆碱蓄积，发生中毒症状。本品能与磷酰化胆碱酯酶作用，游离出胆碱酯酶，恢复其水解乙酰胆碱的作用。此外，也可与有机磷酸酯类直接结合，形成无毒物自尿排出。大剂量并可通过血脑屏障，进入脑组织，一般早期用药效果较好，对慢性中毒则无效。

### （二）临床用途

（1）本品用于中、重度有机磷酸酯类中毒的解救，但其对胆碱酯酶的恢复作用根据有机磷酸酯类的品种不同而不相等：①对于对硫磷、内吸磷、甲拌磷、甲胺磷、特普等有良好疗效；②对敌百虫、敌敌畏疗效较差；对乐果、马拉硫磷疗效可疑；③对谷硫磷、二嗪农有不良作用。

（2）同时，本品还应与阿托品合用，消除乙酰胆碱在体内积蓄所产生的毒性。对轻度有机磷酸酯类中毒，可单独应用本品或阿托品以控制症状；中度、重度中毒时则必须合并应用阿托品，因对体内已蓄积的乙酰胆碱几乎无作用。静脉给药后，血中很快达到有效浓度，大剂量时还能通过血脑屏障进入脑组织，由肾很快排出，无蓄积中毒现象。

### （三）不良反应

不良反应较少，偶见嗜睡、恶心、呕吐、眩晕、视物障碍、头痛等，用量过大、过快可致呼吸抑制，故解救时避免应用麻醉性镇痛药，大剂量可抑制胆碱酯酶，引起暂时性神经肌肉传导阻断。

此外,因吩噻嗪类有抗胆碱酯酶活性,禁与本品合用。肾功能不良者慎用。

### (四)用法用量

**1. 轻度中毒** 肌内注射 0.5～0.75 g,必要时 2～4 h 重复一次;

**2. 中度中毒** 肌内注射或静脉注射 0.7～1 g,根据病情 2～4 h 重复注射 0.5 g,或首次注射后,以每小时 0.5 g 的速度静脉滴注,至病情好转后酌情减量或停用。

**3. 重度中毒** 首次 1.0～1.5 g 静脉注射,30～60 min 病情未见好转可再注射 0.75～1.0 g,以后间隔 1～2 h 给 0.5 g,或静脉滴注 0.25～0.5 g。注意重度中毒必须合用阿托品。

### (五)注意事项

(1)本品作用快,于肌内注射后 1～2 min 即开始见效,故治疗轻度有机磷农药中毒可单独应用,中度、重度中毒时应与阿托品合用,并要及时治疗。

(2)忌与碱性药物混合或同时注射。

(3)严重中毒时应先静脉注射后,再静脉滴注给药。

(4)总量不宜超过 10 g(重症患者例外)。

(5)对内吸磷、对硫磷、敌百虫、敌敌畏等中毒 48～72 h 后无效,可用阿托品解毒。

(6)肾功能障碍患者慎用。

(7)肌内注射部位有轻微酸痛,偶可致轻度头昏、恶心、呕吐。静脉注射速度过快可引起轻度乏力、视物模糊、复视、心动过速等,过大剂量可致神经肌肉传导阻滞。

(8)静脉注射需缓慢,大剂量使用时,可能引起癫痫样发作、昏迷等;口服有机磷酸酯类中毒应维持使用本品 48～72 h;禁忌与碱性药物配伍;老年人或肾功能障碍者应减量;本品如变色不可使用。

## 碘 解 磷 定

### (一)药理作用

碘解磷定进入有机磷酸酯类中毒者体内,其带正电荷的季铵氮即与被磷酰化的胆碱酯酶的阴离子部位以静电引力相结合,结合后使其肟基趋向磷酰化胆碱酯酶的磷原子,进而与磷酰基形成共价键结合,生成磷酰化胆碱酯酶和碘解磷定复合物,后者进一步裂解成为磷酰化碘解磷定。同时,可使胆碱酯酶游离出来,恢复其水解乙酰胆碱的活性。

### (二)临床用途

碘解磷定明显减轻 N 样症状,对骨骼肌痉挛的抑制作用最为明显,但对 M 样症状影响较小。故应与阿托品合用,以控制症状。

### (三)不良反应

本品注射速度过快时可出现暂时性视物模糊、复视、眩晕、头痛、恶心、心动过速、血压升高等。剂量过大,注射速度过快,反可抑制胆碱酯酶活性,严重时可导致呼吸抑制。有报道其偶可引起口苦、咽痛、腮腺肿大,这可能与所含碘离子有关,亦有引起碘过敏者。

## （四）用法用量

本品用葡萄糖液或生理盐水 20～40 mL 稀释后，于 10～15 min 内缓慢静脉注射。

（1）轻度中毒者，首次剂量 0.4 g，必要时 2～4 h 重复一次，小儿每次 15 mg/kg。

（2）中度中毒者，首次剂量 0.8～1.2 g，以后每 2～3 h 重复 0.4～0.8 g，共 2～3 次，小儿每次 30 mg/kg。

（3）重度中毒者，首次剂量 1.2～1.6 g，30 min 后视情况，需要时重复用药一次，以后改为每次 0.4 g（采用静脉滴注，每小时不超过 0.4 g），共 4～6 次，以后酌情停药，小儿每次 20～30 mg/kg。

## （五）注意事项

（1）用于治疗中度、重度急性有机磷酸酯类中毒，必须与阿托品合并使用，但需适当减小阿托品剂量。

（2）轻度急性有机磷酸酯类中毒可单独使用阿托品或碘解磷定。

（3）碘解磷定注射速度过快出现的某些不良反应，应特别注意与急性有机磷酸酯类中毒的临床表现相鉴别。

（4）对碘过敏者禁用。本品在碱性溶液中易水解生成氰化物，禁与碱性药物配伍。

## 四、有机磷酸酯类解毒原则

**1. 清除毒物**　避免继续吸收。

**2. 特殊治疗**

（1）M 受体阻断剂阿托品：与乙酰胆碱竞争 M 受体，解除有机磷酸酯类中毒 M 样症状，要及早、足量、反复注射，达到阿托品化。对轻度中毒有效，对中、重度中毒，合用胆碱酯酶复活药。

（2）胆碱酯酶复活药解磷定：能使被有机磷酸酯类抑制的 AchE 活力恢复，对 M 样及 N 样症状有效，要及早应用，防止酶的老化，需与阿托品合用，可提高解救效果（因为胆碱酯酶复活药不能对抗中毒时已经聚集在突触间隙的大量乙酰胆碱激动 M 受体的作用）。

**3. 对症治疗**　吸氧、人工呼吸、抗休克等。

（姜文敏）

# 实验五　枸橼酸钠的抗凝血作用

本实验共 2 个学时。

【目的】

（1）观察枸橼酸钠的抗凝血作用，知道其抗凝血的机制。

（2）熟悉枸橼酸钠的作用特点及应用。

【原理】 枸橼酸钠为体外抗凝药,其酸根与血液中的 $Ca^{2+}$ 可形成难解离的可溶性络合物,使血中的 $Ca^{2+}$ 浓度降低,从而产生抗凝作用。

【动物】 家兔 1 只。

【器材与药品】

**1. 药品** 3‰枸橼酸钠溶液、生理盐水。

**2. 器材** 10 mL 试管、试管架、注射器、酒精棉球、秒表。

【方法】

(1) 取 10 mL 试管 2 支,一支加入 3‰枸橼酸钠溶液 0.5 mL,另一支加等量的生理盐水作为对照。

(2) 从兔耳缘静脉抽取血液,分别给两支试管各加 1~2 mL,充分振摇后,记录时间,以后每隔 30 s 倾斜试管一次,观察两支试管的血液凝固情况。

【结果记录】

| 试管编号 | 药物及用量 | 血液及用量 | 血液凝固的时间/s |
| --- | --- | --- | --- |
| 1 号 | | | |
| 2 号 | | | |

【注意事项】

(1) 倾斜试管时,动作要轻,观察血液倾斜的角度,角度变小,说明血液流动减慢;当血液完全凝固时,再次倾斜试管,血液不流动。

(2) 当从兔耳缘静脉抽取血液后,应注意将注射针头拔掉,将注射器口插入试管底部,再缓慢推出血液,以防血液黏在试管壁上,影响观察的效果。

(3) 试管须管径均匀、清洁、干燥。

(4) 兔血加入试管后,须立即用小玻棒搅拌均匀,搅拌时应避免产生气泡。

【讨论】

(1) 枸橼酸钠为什么不能用于体内抗凝?

(2) 枸橼酸钠的用途是什么?

 **知识点回顾**

## 一、抗凝药概述

血液凝固是多种凝血因子参与的一系列蛋白水解活化过程,包括内源性和外源性凝血途径,最终生成纤维蛋白,形成血凝块,而纤维蛋白又可在抗凝因子作用下被降解而产生抗凝作用。抗凝药是一类通过干扰机体生理性凝血过程而阻止血液凝固的药物,临床主要用于防止血栓形成和阻止已经形成的血栓进一步发展。

## 二、相关药物

# 肝　　素

### （一）药理作用

肝素具有体内、体外抗凝作用,能与 AT Ⅲ（抗凝血酶Ⅲ）赖氨酸结合,使 AT Ⅲ 的活性中心精氨酸暴露,更易与凝血因子结合,可使灭活凝血因子的反应加速 1000 倍,从而加强抗凝作用。肝素激活 AT Ⅲ 后迅速解离,可循环利用,而 AT Ⅲ 可由于长期使用而耗竭。

### （二）临床用途

主要用于心肌梗死、肺栓塞、脑血管栓塞、外周静脉血栓和心血管手术时栓塞等;可预防弥散性血管内凝血;也可用于体外抗凝,如输血、体外循环和血液透析等。

### （三）不良反应

过量易致出血,一旦出血立即停药,用鱼精蛋白对抗;血小板减少的发生率为 3‰,多发生于肝素使用后的 5～10 天;偶出现过敏反应和肝功能异常。

### （四）用法用量

肝素的临床常用方法为注射给药,而呼吸系统疾病可采取雾化吸入达到治疗目的。为评价肝素通过超声雾化吸入治疗呼吸系统疾病的疗效,将其按一定剂量加生理盐水 20～40 mL,每日 1～2 次超声雾化吸入。结果:肝素总有效率为 94％,其超声雾化吸入的用药途径,在临床应用中证明确有疗效。

### （五）注意事项

（1）出现自发性出血,如肝素注射已超过半小时,鱼精蛋白用量减半。注射不宜过快,以免抑制心肌,引起血压下降、心动过缓和呼吸困难。

（2）出现过敏反应后,停药后并给予抗过敏治疗。

（3）连续用药 3～6 个月可引起骨质疏松,产生自发性骨折;可发生短暂性血小板减少症;孕妇应用可引起早产及胎儿死亡。

（4）静脉注射或静脉滴注肝素时,要确定针头在血管内方可给药。应单独使用静脉通道注射肝素。若需注入其他药物,要先用生理盐水冲净管内药液再给其他药物。

（5）60 岁以上老年人（尤其是老年女性）对肝素较敏感,用药期间容易出血,应减少用量。

（6）有出血倾向、不能控制的活动性出血、外伤或手术后渗血、先兆流产、胃及十二指肠溃疡、严重肝肾功能不良、黄疸、重症高血压等患者禁用。

（7）与水杨酸类、口服抗凝药、右旋糖酐等药物合用可加重出血危险。

# 香 豆 素 类

## （一）药理作用

本类药物的结构与维生素 K 相似，可竞争性抑制维生素 K 环氧化物还原酶，阻止其还原成氢醌型维生素 K，妨碍维生素 K 的循环再利用，从而阻止凝血因子使其停留在前体阶段，产生抗凝作用。因对已经羧化的凝血因子无影响，故体外无抗凝作用。

## （二）临床用途

代表药是华法林，口服主要用于防治血栓栓塞性疾病；与肝素相比，香豆素类口服有效，但是该类药起效慢，作用持久，剂量不易控制，可能将被可口服的Ⅹa 和Ⅱa 抑制剂所取代。

## （三）不良反应

过量易致自发性出血，发生率为 9%～10%。一旦出血严重，应立即停药，给予维生素 K 对抗，一般在给药 24 h 后，凝血酶原时间可恢复正常。

## （四）用法用量

口服第一日 0.5～20 mg，次日起用维持量，每日 2.5～7.5 mg。

成人常用量：一日 10 mg，连服 3 日。最初 1～2 日的凝血酶原活性，主要反映短寿命凝血因子Ⅶ的消失程度，这时的抗凝作用不稳定。约 3 日后，因子Ⅱ、Ⅸ、Ⅹ均耗尽，才能充分显示抗凝效应。凝血酶原时间也更确切反映维生素 K 依赖性凝血因子的减少程度，可据此以确定维持量。

## （五）注意事项

（1）本品易通过胎盘并致畸胎及中枢神经系统异常，流产或死胎率均达 16%～17%。

（2）妊娠后期 3 个月应用可引起母体及胎儿出血及死胎，因此妊娠期禁用本品。抗凝治疗可给予小剂量肝素。

（3）老年人用量适当减少。

（4）禁忌证原则上与双香豆乙酯同，特别对肝、肾功能不全，严重高血压伴有出血倾向患者。

# 枸 橼 酸 钠

## （一）药理作用

枸橼酸钠为体外抗凝药，其酸根与血液中的 $Ca^{2+}$ 可形成难解离的可溶性络合物，使血中的 $Ca^{2+}$ 浓度降低，影响了凝血因子的合成，从而产生抗凝作用。如果大量枸橼酸钠进入体内，可干扰体内正常的 $Ca^{2+}$ 浓度，故不用于体内抗凝。

## （二）临床应用

（1）输血时每 100 mL 全血中加入 2.5%枸橼酸钠 10 mL 可保持血液不凝固。

（2）枸橼钠对凝血因子 V 有较好的保护作用，使其活性减低，故常用于血常规的检查，也用于红细胞沉降率的测定。因毒性小，它是输血保养液中的成分。

## （三）不良反应

当大量输血（超过 1000 mL）或输血速度过快时，机体不能及时氧化枸橼酸钠，可引起血钙下降，导致手足抽搐、心功能不全、血压骤降，新生儿及幼儿因缺少枸橼酸钠氧化酶，更易发生，必要时可静脉注射钙盐解救。

## （四）用法用量

通常用枸橼酸钠配成 109 mmol/L（32 g/L）水溶液（也有用 106 mmol/L），与血液按 1∶9 或 1∶4 使用。

（潘徐丰　吴　倩）

# 第十四章　病例分析

## 实验一　抗疼痛药的合理选用

本实验共 2 个学时。

【目的】

(1) 学习使自我具有严谨科学的工作作风和严肃的工作责任心。

(2) 掌握常用镇痛药、解热镇痛药的药物作用及临床应用。

(3) 学会根据不同的疼痛类型选择镇痛药与解热镇痛药;了解癌性疼痛的分类、分级及三阶梯止痛法。

【资料准备】

(1) 按实践目的的要求,了解本次实践课的实践原理,预习镇痛药、解热镇痛药的作用与用途。

(2) 病例讨论,准备有关麻醉药的合理使用的资料和有关癌性疼痛的分类、分级及主要治疗原则的资料。

【实践过程】

### 一、病例分析 1

组织学生讨论下列病例,学习有关癌性疼痛的分类,常用镇痛药、解热镇痛药的应用,介绍癌性疼痛的分类、分级及主要治疗原则。

甘某,女,54 岁。关节肿痛 3 年,加重 1 个月,以四肢小关节为主,现有关节皮肤发热、发红,阴天及下雨加剧,两个远端指关节变形不能屈伸,四肢活动受限,尤其以早晨僵硬严重,数小时后渐缓解。X 线片显示,双手指关节间隙变窄,医生诊断为类风湿性关节炎,并给予阿司匹林服用,剂量为一次 1 g,一日 4 次。

讨论:

(1) 此类疼痛可否用阿司匹林止痛?

(2) 该患者长期服用阿司匹林时,主要的注意事项有哪些?

(3) 如该患者伴有消化性溃疡,应用什么药物治疗?

### 二、病例分析 2

组织学生讨论下列病例,学习镇痛药的不良反应,分析镇痛药的合理应用。

张某,女,45 岁。上腹部绞痛,间歇发作已数年。入院前 40 天,患者绞痛发作后有持续性钝痛,疼痛剧烈时放射到右肩及腹部,并有恶心、呕吐、腹泻等症状,经某医院诊断为:胆石症、慢性胆囊炎。患者入院前曾因疼痛注射过吗啡,用药后呕吐更加剧烈,疼痛不止,呼吸变慢,腹泻却得到控制。

患者来本院后,用抗生素控制症状,并肌内注射杜冷丁 50 mg、阿托品 0.5 mg,每 3～4 h一次,并行手术治疗。术后患者伤口疼痛,仍继续应用杜冷丁 50 mg、阿托品 0.5 mg,10 天后痊愈出院。出院后仍感伤口疼痛,继续注射杜冷丁。患者思想上很想用此药,如果一天不注射,则四肢怕冷、情绪不安、手脚麻木、气急、说话含糊,甚至发脾气、不听劝说,用药后就安静舒服。现每天要注射杜冷丁 4 次,每天 300～400 mg,晚上还需加服巴比妥类药方能安静入睡。

讨论:

(1) 患者在入院前用吗啡,入院后用杜冷丁,依据何在? 如此应用是否合适?

(2) 患者出院后为什么要继续应用杜冷丁?

(3) 为什么用吗啡后呕吐更剧烈、呼吸变慢、疼痛不止而腹泻却得到控制?

(4) 为什么在使用杜冷丁时合用阿托品?

【实践报告】

(1) 分析抗疼痛药物的合理选用。

(2) 通过病例分析,讨论医生或护士在临床用药中应注意的问题。

 **知识点回顾**

癌性疼痛是一个普遍的世界性问题,有效的止痛治疗,尤其对于晚期癌症患者,是世界卫生组织癌症综合规划中四项重点之一。在我国综合性医院和专科医院的各期癌症患者中,伴有不同程度疼痛者占 51.1%,由于多种原因癌症患者在确诊时已属晚期。因此,癌症止痛及姑息治疗在我国具有更为重要的意义。

## 一、癌性疼痛的分类

(1) 直接由癌症引起的疼痛。

(2) 与癌症相关的疼痛。

(3) 与癌症治疗有关的疼痛。

(4) 与癌症无关的疼痛,如患者原来就有的痛风和关节炎等。

## 二、疼痛的分级

0 级:无痛。

1 级:(轻度疼痛)虽有痛感但仍可忍受,并能正常生活,睡眠不受干扰。

2 级:(中度疼痛)疼痛明显,不能忍受,要求服镇痛药物,睡眠受干扰。

3 级:(重度疼痛)疼痛剧烈不能忍受,需要镇痛药物,睡眠严重受干扰,可伴有自主神经功能紊乱表现或被动体位。

## 三、癌性疼痛药物治疗的主要原则

**1. 口服给药** 应选择口服给药途径,尽可能避免创伤性给药途径,这样便于患者长期用药。尤其是对于强阿片类药物(如吗啡片及糖浆等),适当口服用药极少(<1%)产生精神依赖性或身体依赖性。这是因为癌症患者所要求的是镇痛效果,而不是精神上的享受。同时,口服吗啡不符合吸毒者的需求和效果。

**2. 按时给药**　止痛药应当有规律地"按时"给药(3~6 h给药1次),而不是"按需"给药,只在疼痛时给药。

**3. 按阶梯给药**　三阶梯止痛法阶梯治疗药物见表14-1。

**表 14-1　三阶梯止痛法阶梯治疗药物**

| 程　　度 | 药　　物 |
| --- | --- |
| 轻度疼痛 | 非阿片类止痛药＋辅助药物 |
| 中度疼痛 | 弱阿片类＋非阿片类止痛药＋辅助药物 |
| 重度疼痛 | 强阿片类＋非阿片类止痛药＋辅助药物 |

注:非阿片类止痛药主要是阿司匹林、对乙酰氨基酚、吲哚美辛等;弱阿片类主要指可待因、曲马多等;强阿片类主要指吗啡、芬太尼等;辅助药物是指地西泮、氯丙嗪、泼尼松、地塞米松等。

**4. 用药剂量个体化**　即应注意具体患者的实际疗效,止痛药剂量应当根据患者的需要由小到大直至患者疼痛消失为止,而不应对药量限制过严,导致用药不足。

## 四、疗效评价

安全缓解(CR):治疗后完全无痛。

部分缓解(PR):疼痛较给药前明显减轻,睡眠基本上不受干扰,能正常生活。

轻度缓解(MR):疼痛较给药前减轻,但仍感明显疼痛,睡眠仍受干扰。

无效(CP):与治疗前比较无减轻。

# 实验二　抗贫血药的用药指导

本实验共2个学时。

【目的】

(1)熟悉抗贫血药的作用、用途及不良反应。

(2)通过病例讨论,学会抗贫血药的用药指导。

【资料准备】

(1)按要求准备好有关抗贫血药的作用、用途及不良反应的资料;拟定实践方法。

(2)了解本次实践课的相关知识,复习人体血液系统的生化指标。

【实践过程】

病例分析:刘先生,50岁,因疲乏、心悸、食欲不振2个月入院,口唇、面色苍白,皮肤干燥,毛发干燥。血液检查提示血红蛋白含量为90 g/L,红细胞计数为$3.5 \times 10^{12}$/L,血清铁减少,骨髓铁染色提示细胞外铁消失。粪便检查见钩虫卵。诊断为缺铁性贫血,钩虫感染。

讨论:

(1)铁剂应如何给药,有哪些用药注意事项?

（2）血红蛋白正常后是否立即停药？

（3）影响铁吸收的因素有哪些？

【实践报告】

（1）写出讨论过程及结果。

（2）教师总结，分析实践结果。

 知识点回顾

铁是红细胞成熟阶段合成血红蛋白必不可少的原料。当机体缺乏铁时，血红蛋白合成减少，红细胞的体积缩小，故缺铁性贫血又称小细胞低色素性贫血。

该项实践内容，旨在考查学生对缺铁性贫血的认识和临床诊断标准的判断，了解铁剂的体内过程，熟悉影响铁吸收的因素。

## 一、临床应用及评价

常用的铁剂有硫酸亚铁、枸橼酸铁铵、富马酸亚铁和右旋糖酐铁等。临床主要用于长期慢性失血（如月经过多、痔疮出血、钩虫病等），机体需要量增加而补充不足（妊娠、儿童生长发育期），胃肠吸收减少（如萎缩性胃炎、胃癌等）和红细胞大量破坏（如疟疾、溶血等）引起的缺铁性贫血。

治疗效果观察：用药 1 周后，血液中网织红细胞计数即可上升，10～15 日达高峰，2～4 周血红蛋白明显升高，4～8 周可恢复正常。由于恢复体内正常储铁量需较长时间，故血红蛋白正常后需继续用药 2～3 个月，注意去除贫血原因。

## 二、不良反应与防治

**1. 胃肠道反应**　口服铁剂可致恶心、呕吐、腹痛、腹泻等。应饭后服或两餐间服用。

**2. 便秘及黑便**　铁剂可与肠内的硫化氢结合，减少了硫化氢刺激肠蠕动作用，而生成黑色的硫化铁致大便变深绿色或黑色。

**3. 急性中毒**　小儿误服 1 g 以上可致急性中毒。如发现中毒，立即催吐，并以特殊解毒药去铁胺注入胃内以结合残存的铁，同时采取抗休克治疗。

## 三、用法与注意事项

服用糖浆剂时，可用橙汁溶解，用吸管服药，既可增加药物的吸收，又能防止牙齿变黑；服药后立即漱口、刷牙；服用缓释片时，勿嚼碎或掰开服用，以免影响疗效；注射铁剂宜采取深部肌内注射，并应双侧交替；还可静脉补充铁剂。

（吴　倩）

# 实验三 利尿药的疗效及不良反应的观察

本实验共 2 个学时。

【目的】 通过病例分析,掌握利尿药的作用特点及在使用过程中出现的不良反应与用药注意事项,熟悉利尿药的用药护理。

【资料准备】

（1）按实践目的要求准备有关利尿药、地高辛、庆大霉素等药物疗效及不良反应的教学文件,准备病例一份、利尿药教学示教片。

（2）预习利尿药、地高辛、庆大霉素的药物作用、临床应用、不良反应及注意事项。

【实践过程】

## 一、病例分析

丁女士,48 岁,心悸、气短反复发作五年,症状加剧一周。既往有高血压病史,五年以来,活动后心悸、气短,劳力后加重。一周前因感冒、发热,自觉呼吸困难,心悸伴频繁咳嗽,咯粉红色泡沫痰而入院治疗。体温:36.5 ℃;脉搏:110 次/分钟;呼吸:24 次/分钟;血压:180/90 mmHg。查体:端坐位,口唇发绀,颈静脉无怒张,双肺可听到中小水泡音及哮鸣音,下肢轻度凹陷性水肿。胸部 X 线片提示心脏外形呈靴形增大,肺淤血。超声心动图显示左心房增大,左心室增大。

诊断:高血压,急性左心衰竭（心功能三级）。

治疗:低盐半流质饮食,以强心、利尿、抗感染为主。

给予地高辛片,每次 0.25 mg,口服,每日 2 次;呋塞米片,每次 20 mg,口服,每日 3 次,10%氯化钾溶液,每次 10 mg,口服,每日 3 次;氨苯蝶啶片,每次 50 mg,口服,每日 3 次。

讨论:

（1）给患者用强心苷与呋塞米是否合适？应注意哪些方面？

（2）为什么用呋塞米的同时要加用钾盐？为什么选用呋塞米后,又选用氨苯蝶啶？

（3）患者有感冒、发热伴频繁咳嗽,抗感染治疗时能否应用抗生素庆大霉素？

## 二、实践与讨论

观看利尿药教学示教片或组织学生参观医院病房,组织讨论利尿药的疗效观察及不良反应的护理。

【实践报告】

（1）写出呋塞米的作用、用途、不良反应和用药注意事项。

（2）比较高效能、中效能、低效能利尿药的不同。

（3）通过实践病例的讨论及分析,讨论医生和护士在应用利尿药时应注意的问题。

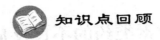 知识点回顾

## 呋 塞 米

### 一、临床应用及评价

(1) 静脉注射呋塞米,是急性肺水肿迅速有效的治疗手段之一,也能用于脑水肿,尤其对脑水肿合并心力衰竭者尤为适用。

(2) 本品是急慢性肾衰竭患者的首选治疗药物,但不延缓肾衰竭的进程。

(3) 用于慢性充血性心力衰竭和高血压的治疗,常与其他治疗药物配伍,并非首选治疗药物。

(4) 用于肝硬化腹水的治疗。

(5) 用于高钙血症,同时输注生理盐水增加血容量以促进 $Ca^{2+}$ 的排泄。

(6) 加速某些毒物的排泄,结合输液,使尿量增加,在一天内达到 5 L 以上。

### 二、不良反应与防治

(1) 水、电解质紊乱:为最常见的不良反应,由于过度利尿所致,表现为低血容量、低钾血症、低钠血症、低镁血症、低氯性碱中毒等,以低血钾常见。故当血钾低于 3.0 mmol/L 时,应及时补充钾盐或加服保钾利尿药。

(2) 耳毒性:表现为耳鸣、听力减退或暂时性耳聋,呈剂量依赖性。对听力有缺陷或肾衰竭者宜选用布美他尼。

(3) 高尿酸血症。

(4) 胃肠道反应:口服或静脉注射均可引起恶心、呕吐、腹泻等,大剂量可出现胃肠出血。

### 三、用法与注意事项

(1) 用高效能利尿药消水肿时,因其有效量个体差异较大,应从小剂量开始;如果是顽固性水肿患者,可以开始就采用大剂量。

(2) 一般认为,利尿药应间断应用,连用 3～5 天后停药 3～5 天再用。

(3) 严格控制患者对盐的摄入量,并密切注意患者可能发生的水、电解质的变化。

(4) 注意利尿药的联合应用。

(5) 大剂量快速静脉注射呋塞米时,若再与氨基糖苷类抗生素配伍用,则听力减退更易发生并加重。

# 实验四　糖皮质激素类药的不良反应及用药注意事项

本实验共 2 个学时。

【目的】

(1) 学会分析糖皮质激素类药物的治疗作用与不良反应的关系。

(2) 掌握糖皮质激素类药物的用药注意事项,能针对用药过程中出现的问题做好用药指导。

【资料准备】

(1) 准备好糖皮质激素类药物的用药案例。

(2) 复习糖皮质激素类药物的作用、应用、不良反应及用药注意事项。

【实践过程】

## 一、病例分析 1

李某,女,74 岁,哮喘间断发作 30 余年,常用氨茶碱及糖皮质激素治疗,因哮喘严重发作入院。经用抗生素、平喘药及糖皮质激素持续治疗,病情稳定。1 月后发现白色念珠菌性口腔黏膜溃疡,停用抗生素及糖皮质激素,改用抗真菌药。次日突发恶心、呕吐、呼吸困难,心率110 次/分,血压 9/6.7 kPa,嗜睡,小便失禁。诊断为重度哮喘发作,肾上腺危象。

讨论:

(1) 患者为什么会发生白色念珠菌性口腔黏膜溃疡? 抗真菌治疗应选用何药?

(2) 为什么患者会突然发生重度哮喘发作和肾上腺危象?

(3) 在治疗上给予吸氧、补液和升压等对症治疗外,还需进行哪些治疗?

## 二、病例分析 2

李先生,46 岁。因患顽固性皮肤疾病,口服地塞米松进行治疗,每次 0.75 mg,一日 3 次。连续服药 3 年多,患者出现盗汗、乏力、咳嗽等现象,X 线胸片诊断为活动性肺结核,因而改用异烟肼、链霉素治疗,并停用地塞米松。停用激素后 1 周,患者突然出现高热、寒战、心率加快、尿量减少、血压下降等现象,经抢救无效死亡。

讨论:

(1) 该患者用药期间为什么会出现活动性肺结核?

(2) 停用糖皮质激素后患者为什么出现严重的病理性反应,甚至死亡?

(3) 糖皮质激素长期应用,停药反应的防治措施有哪些?

【实践报告】

(1) 分析并小结糖皮质激素类药物的作用、应用、不良反应及用药注意事项。

(2) 分析该患者使用地塞米松治疗皮肤病的理论依据,用药期间感染结核杆菌及停药后患者病情加重导致死亡的原因。

(3) 根据该患者的情况制订糖皮质激素类药物的用药护理方案。

知识点回顾

# 一、休克的糖皮质激素治疗

## （一）临床应用及评价

糖皮质激素用于各种休克的辅助治疗。

**1. 感染性休克**　毒血症明显时,可短期内应用大剂量糖皮质激素治疗,但需先用足量有效的抗生素。

**2. 过敏性休克**　能增加肥大细胞膜的稳定性,减少过敏物质的释放,减轻过敏反应,是首选药物。

**3. 心源性休克**　大剂量糖皮质激素可增强升压作用。

## （二）不良反应与防治

（1）短期用副作用少,长期用,使免疫功能受抑制,致使感染扩散。

（2）大量使用糖皮质激素的同时或停药后应使用抗生素,防止诱发和加重感染。

## （三）用法与注意事项

（1）治疗原则是早期、足量、短时;以静脉注射为主。

（2）氢化可的松 200～300 mg 以生理盐水或 5％葡萄糖 500 mL 稀释后静脉滴注,每日 1 g,连用不超过 3 天。

（3）地塞米松每日用量 3～6 mg/kg,泼尼松龙每日 30 mg/kg。

# 二、其他抗休克药物

## 东 莨 菪 碱

### （一）临床应用及评价

用于感染性休克。

### （二）不良反应与防治

常有口干、灼热、皮肤潮红、兴奋、烦躁、心跳加快。

### （三）用法与注意事项

（1）青光眼、前列腺增生者慎用。

（2）皮下或肌内注射,一次 0.3～0.5 mg。

# 冬 眠 合 剂

## （一）临床应用及评价

低血容量、感染中毒性休克的危重病症的辅助治疗；对机体有保护作用，可减少死亡。

## （二）不良反应与防治

短时用副作用不明显，可能有嗜睡、血压降低等。

## （三）用法与注意事项

（1）氯丙嗪 50 mg、异丙嗪 50 mg、哌替啶 100 mg 加入 5％葡萄糖液 250 mL 中，缓慢静脉滴注。

（2）密切观察患者体温、脉搏、血压、呼吸，保持呼吸道通畅，并应补充血容量，纠正酸中毒。

# 纳 洛 酮

## （一）临床应用及评价

对感染性、心源性、低血容量性、过敏性休克都有效。

## （二）不良反应与防治

（1）一次注射剂量超过 24 mg，可产生困倦。

（2）一般剂量下，无明显不良反应。

## （三）用法与注意事项

（1）以 0.4～3.0 mg 加葡萄糖液稀释后静脉注射或静脉滴注。

（2）在严重循环障碍时，可由舌下或气管内给药。

## 高张盐水和中分子羟乙基淀粉(HES)溶液

### （一）临床应用及评价

（1）用有限的液体量扩充血管的容量，减轻脑水肿和降低颅内压，提高出血性休克患者生存率。

（2）本品是均质和副作用小的溶液，能减少血管活性物质释放，降低血液浓度，维持血容量和改善微循环，使患者心脏指数、氧供/氧耗显著提高。

### （二）不良反应与防治

不良反应较少见。

## （三）用法与注意事项

羟乙基淀粉（200/0.5），使用剂量为 $20\sim36$ mg/kg。

# 实验五　糖尿病患者的用药注意事项

本实验共 2 个学时。

【目的】

（1）学会指导患者合理使用降糖药。

（2）掌握降糖药的用药注意事项，能针对用药过程中出现的问题做好用药护理。

（3）培养学生对糖尿病患者的用药护理宣教能力。

【资料准备】

（1）按实践要求准备好有关合理使用降糖药的教学文件；拟定实践方法；准备好糖尿病患者的用药案例。

（2）复习降糖药的作用、应用、不良反应及用药注意事项。

【实践过程】

案例分析：王女士，50 岁。口干、多饮、多尿、消瘦 8 年，于当地医院诊断为 2 型糖尿病，给予格列本脲治疗，一次 4 片，一日 2 次。初时血糖控制尚可，后因血糖控制欠佳，自行加大格列本脲剂量，为一次 8 片，一日 2 次。无饮食控制，3 年前出现高血压，1 年前曾因"中风"于当地医院治疗（具体不详）。近日无明显诱因下出现记忆力减退、晨昏跌倒、行走不稳、尿频尿急等现象，为求进一步诊治而转入某医院。

讨论：

（1）该患者在应用口服降糖药期间存在哪些问题？

（2）口服降糖药的用药注意事项有哪些？

【实践报告】

（1）制订 2 型糖尿病患者的药物治疗方案，说明在使用口服降糖药时的注意事项。

（2）总结、分析讨论结果，针对该患者的情况制订用药护理方案。

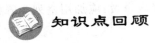 知识点回顾

## 胰　岛　素

### （一）临床应用及评价

**1. 1 型糖尿病**　以基础胰岛素及餐后胰岛素分泌为理想的治疗方案；临床主要的组合有：①餐前短效和睡前低精蛋白胰岛素方案；②每餐前短效和早或晚餐前精蛋白锌胰岛素方案；③短效与低精蛋白胰岛素预混合方案；④用胰岛素泵持续皮下注射胰岛素。

**2. 2 型糖尿病**　可用于：①2 型糖尿病经饮食控制和使用口服降糖药未能控制者；②2 型糖尿病患者在应激时如手术、严重感染、创伤、急性心肌梗死等情况下，可暂用胰岛素治疗；③2

型糖尿病出现酮症酸中毒、非酮症高渗性昏迷、乳酸性酸中毒等急性并发症,应即刻给予胰岛素控制症状;④口服降糖药虽有效,但患者出现体重明显减轻、营养不良、生长发育迟缓的情况,应加服胰岛素或改用胰岛素治疗;⑤多数 2 型糖尿病患者晚期尤其是患有慢性并发症的患者,需要胰岛素和药物联合治疗控制血糖,延缓胰岛 β 细胞的功能衰竭。

### (二)不良反应与防治

**1. 低血糖反应**　由胰岛素过量所致,出现饥饿感、头晕、出汗、烦躁、惊厥甚至昏迷等。应随时准备含糖食物,严重者可静脉注射 50% 葡萄糖。

**2. 过敏反应**　发生率低。

**3. 胰岛素耐受性**　应用胰岛素剂量超过 100～200 IU,持续 48～72 h 者,即发生胰岛素耐受。

### (三)用法和注意事项

**1. 1 型糖尿病**　每日注射量的 40%～50% 作为基础胰岛素;15%～25% 在早餐前,15% 在午餐前,15%～20% 在晚餐前注射;若患者在睡前加餐,亦需 10% 左右的胰岛素,于餐前 20～30 min 皮下注射。

**2. 2 型糖尿病**　一种是联合治疗,即患者白天继续口服降糖药,在早餐前或睡前加用中效或精蛋白锌胰岛素注射;另一种是替代治疗,即患者停用口服降糖药,每日 2～3 次胰岛素皮下注射。

## 口服降糖药

### (一)磺酰脲类

**1. 临床应用及评价**

(1)1 型糖尿病非肥胖者:用于空腹血糖为 8～9 mmol/L 的早期 2 型糖尿病非肥胖者;空腹血糖高于 10～12 mmol/L 时,单独用此类药血糖难控制,需与胰岛素或其他口服降糖药联合应用。

(2)以胰岛素抵抗为主的 2 型糖尿病肥胖者或超重者:可联合双胍类等药物使用。

(3)某些缓慢发病的 1 型糖尿病患者:应加用格列类降糖药或胰岛素。

**2. 不良反应与防治**

(1)胃肠反应。

(2)过敏反应。

(3)低血糖反应:是磺酰脲类最常见的副作用。

(4)其他:中枢神经系统反应。

**3. 用法与注意事项**

(1)格列苯脲:剂量 2.5～15 mg/d,开始宜小剂量,用药 7～14 日,根据病情调整剂量,早餐前 30 min 一次服用可获良好降糖效果。

(2)格列吡嗪:剂量为 2.5～30 mg/d,每日 1 次或分次于餐前服用。

(3)格列齐特:起始量为 40～80 mg,餐前服用,每日最大剂量不宜超过 320 mg,老年人剂量酌减。

(4) 格列美脲:起始量为 1～2 mg,每日 1 次,早餐前或餐时服用,最大剂量每日不超过 6 mg,因本药对儿童患者的安全性和疗效研究较少,故不推荐儿童应用。

## (二) 格列奈类

**1. 临床应用及评价**

(1) 适用于 2 型糖尿病患者,尤其以餐后血糖升高为主的 2 型糖尿病患者。

(2) 和双胍类药物合用有协同作用。

(3) 对磺酰脲类药物过敏者仍可应用。

**2. 不良反应与防治**

(1) 低血糖反应,应及时补充葡萄糖溶液或含糖食品。

(2) 头痛和腹泻,大多轻微而短暂。

**3. 用法与注意事项**

(1) 瑞格列奈餐前即刻服用,每日 3 次,疗效优于每日 2 次服法,起始剂量每餐 0.5 mg,按血糖调节用量。

(2) 餐时调节剂:不进餐时不服药。

(3) 有明显肝肾功能损害者禁用本药。

(4) 孕妇、12 岁以下儿童禁用本药。

(5) 那格列奈单一或联合疗法的起始剂量为 120 mg,每日 2 次服用;老年 2 型糖尿病患者开始时宜在餐前服用 60 mg。

## (三) 双胍类

**1. 临床应用及评价**

(1) 用于单用饮食控制无效的轻度、中度 2 型糖尿病患者,尤其适用于肥胖或超重的 2 型糖尿病患者。

(2) 非肥胖的糖尿病患者的初始治疗。

(3) 磺酰脲类、阿卡波糖、胰岛素治疗效果不理想的 2 型糖尿病患者,加服二甲双胍可取得满意疗效,并可减少胰岛素的用量。

**2. 不良反应与防治**

(1) 副作用:厌食、恶心、呕吐、口有金属味、腹痛和腹泻。

(2) 严重不良反应:乳酸血症,以苯乙双胍多见。美国等国家已禁止应用此类药。

**3. 用法与注意事项**

(1) 开始宜小剂量(250 mg),每日 2 次,餐前或餐后口服。

(2) 可根据病情调整用量加至 500 mg,每日 2～3 次。

(3) 极量为 3000 mg/d,肝功能正常患者方可服用双胍类。

## (四) 噻唑烷二酮类

**1. 临床应用及评价**

(1) 其他降糖药疗效不佳的 2 型糖尿病,尤其胰岛素抵抗者。

(2) 可单独用,也可与磺酰脲类或胰岛素联合。

(3) 适宜治疗伴血脂异常的 2 型糖尿病。

**2. 不良反应与防治**

（1）副作用：嗜睡、水肿、肌肉和骨骼痛等。

（2）对肝毒性小，但仍建议定期检查肝功能。

**3. 用法与注意事项**

（1）罗格列酮 4 mg/d 或 8 mg/d，1 次服用或分 2 次口服。

（2）妊娠、哺乳期妇女，12 岁以下儿童及严重肝功能不全者禁用。

（3）吡格列酮 15～45 mg/d，1 次服用，可明显改善糖化血红蛋白。

（4）水肿患者慎用吡格列酮。

## （五）α-葡萄糖苷酶抑制剂

**1. 临床应用及评价**

（1）适用于肥胖型，以餐后血糖升高为主的早期 2 型糖尿病患者。

（2）可单独用于 2 型糖尿病的治疗，亦可与其他降糖药联合应用。

**2. 不良反应与防治**

（1）肠道功能紊乱：该药抑制小肠内的碳水化合物吸收，使碳水化合物在肠道滞留和酵解产气。

（2）大剂量可引起血清转氨酶升高，停药后可自行恢复。

（3）少数患者发生贫血。

**3. 用法与注意事项**

（1）阿卡波糖，口服，一日 3 次，每次 50～100 mg。

（2）饭前或进食时服用。

（3）肠道炎症或消化不良者、肠梗阻者、结肠溃疡者禁用本药。

（吴　倩）

# 主要参考文献

[1] 俞丽霞.药理学实验[M].杭州:浙江大学出版社,2004.

[2] 叶春玲. 药理学实验教程[M].广州:暨南大学出版社,2007.

[3] 周红,魏敏杰.药理学实验指导[M].北京:中国医药科技出版社,2016.

[4] 鹿怀兴.药理学[M].北京:科学出版社,2012.

[5] 臧林泉,韦锦斌.药理学实验[M].2版.北京:科学出版社,2016.

[6] 魏伟,吴希美,李元建.药理学实验方法学[M].北京:人民卫生出版社,2010.

[7] 邹莉波.药理学与毒理学实验[M].2版.北京:中国医药科技出版社,2014.

[8] 周玖瑶,曾南.药理学实验[M].北京:中国医药科技出版社,2015.